Dietmar Enko

Ethik und Recht in der Medizin

Dietmar Enko

Ethik und Recht in der Medizin

Ein Leitfaden für Mediziner
und Naturwissenschaftler
in der humanmedizinischen
Wissenschaft sowie für
medizinische Sachverständige

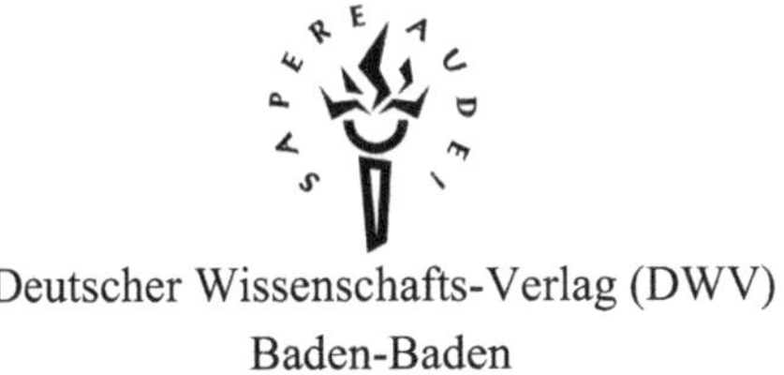

Deutscher Wissenschafts-Verlag (DWV)
Baden-Baden

Umschlag-Gestaltung
DWV in Zusammenarbeit mit dem Autor

Bibliografische Information Der Deutschen Nationalbibliothek
Die Deutsche Nationalbibliothek verzeichnet diese Publikation in der
Deutschen Nationalbibliografie; detaillierte bibliografische Daten sind
im Internet über http://dnb.dnb.de abrufbar.

**Bibliographic information published by Die Deutsche
Nationalbibliothek**
Die Deutsche Nationalbibliothek lists this publication in the Deutsche
Nationalbibliografie; detailed bibliographic data are available in the Internet at http://dnb.dnb.de.

Information bibliographique de Die Deutsche Nationalbibliothek
Die Deutsche Nationalbibliothek a répertorié cette publication dans la
Deutsche Nationalbibliografie; les données bibliographiques détaillées
peuvent être consultées sur Internet à l'adresse http://dnb.dnb.de.

1. Auflage
Gedruckt auf alterungsbeständigem, chlorfrei gebleichtem Papier

© Copyright 2021 by
Deutscher Wissenschafts-Verlag (DWV)®
Postfach 11 01 35
D–76487 Baden-Baden

www.dwv-net.de
www.UniversityPress.de

ISBN: 978-3-86888-177-6

Dieses Buch stellt im Rahmen der *Third Mission* **der Medizinischen Universität Graz** einen nachhaltigen gesellschaftlichen Beitrag dar. Dabei soll das Thema Ethik und Recht in der Medizin einem breiten öffentlichen Publikum zugänglich gemacht werden.
Die Erstveröffentlichung der Beiträge erfolgte in dem Medium „Spektrum des Wirtschaftsrechts 2018" (Jan-Sramek-Verlag).

* * *

Autor:
Priv.-Doz. Dr. med. univ. Dietmar Enko
Klinisches Institut für Medizinische und Chemische Labordiagnostik
Medizinische Universität Graz
Auenbruggerplatz 15
A-8036 Graz
Österreich

Vorwort

Das vorliegende Buch kann als Verhaltenskodex für MedizinerInnen und NaturwissenschaftlerInnen in der humanmedizinischen Wissenschaft sowie für medizinische Sachverständige verstanden werden.

Humanmedizinische Forschung spielt eine wichtige Rolle für neuen wissenschaftlichen Erkenntnisgewinn über bereits bestehende oder neue Krankheitsbilder. In Österreich gibt es derzeit kein eigenes Forschungsgesetz. Der humanmedizinische Forscher muss sich in seiner wissenschaftlichen Tätigkeit zwischen verschiedenen ethischen und rechtlichen Verpflichtungen, welche in unterschiedlichen Quellen, Richtlinien und Normen verstreut sind, zurechtfinden.

Welche ethischen und rechtlichen Pflichten hat ein humanmedizinischer Wissenschaftler in Österreich im Rahmen seiner Forschungsprojekte zu berücksichtigen? Der erste Teil des vorliegenden Buches dient als Leitfaden zur Prävention von Fehlverhalten in der medizinischen Forschungslandschaft.

Bereits bestehende Richtlinien wie z.B. die Regeln der „Guten wissenschaftlichen Praxis" können als objektiver Bewertungsmaßstab von wissenschaftlichem Arbeiten in der Humanmedizin herangezogen werden. Die Eigen- und Letztverantwortung in der Einhaltung medizinethischer und rechtlicher Grundprinzipien liegt jedoch beim einzelnen Forscher selbst. Ausreichender Sachverstand und kritische Selbstreflexion mit entsprechender Nutzen-Risikoabwägung sind die Grundvoraussetzungen für wissenschaftliche Integrität und Vermeidung von Forschungsbetrug.

Wissenschaftliche Integrität als ethisches Grundprinzip ist die Voraussetzung für ein entsprechendes Grundverständnis in der breiten Öffentlichkeit für humanmedizinische Forschungsprojekte. Es liegt in der Verantwortung des humanmedizinischen Forschers, Studienergebnisse kritisch und ehrlich abzubilden und einer breiten Mehrheit zugänglich zu machen und dabei in ständigem Dialog mit der Gesellschaft zu bleiben.

Der zweite Teil des Buches befasst sich mit den ethischen und rechtlichen Pflichten des medizinischen Sachverständigen. Existieren in Österreich Richtlinien oder ein Regelwerk, in welchem ethische Werte für Ärzte in der Rolle als medizinischer Sachverständiger abgehandelt werden?

Welche persönlichen Voraussetzungen muss ein Arzt mitbringen, um überhaupt als medizinischer Sachverständiger tätig zu werden? Welche Eigenschaften und Persönlichkeitszüge charakterisieren einen ordentlichen Gutachter? Welche beruflichen Voraussetzungen sind Pflicht für eine gutachterliche Laufbahn?

Der medizinische Sachverständige wird im Rahmen seiner Tätigkeit und beruflichen Laufbahn mit vielen Grundproblemen der Medizin, aber auch der Juristik und aktuellen Problemen der Gesellschaft konfrontiert. Im beruflichen Alltag werden sich in Bezug auf die Erstellung von medizinischen Gutachten immer wieder Konfliktsituationen in der Beurteilung und Entscheidungsfindung des jeweiligen Sachverhaltes ergeben. In diesem Zusammenhang erscheint es unerlässlich, die eigenen Handlungsabläufe und praktischen Methoden der Befundermittlung immer wieder erneut zu reflektieren.

Dietmar Enko
Graz, im Sommer 2021

Kapitel I

Ethische und rechtliche Verhaltensregeln in der humanmedizinischen Wissenschaft

S. 1–56

Kapitel II

Ethische und rechtliche Pflichten des medizinischen Sachverständigen

S. 57–109

Kapitel I

Ethische und rechtliche Verhaltensregeln in der humanmedizinischen Wissenschaft

Inhaltsverzeichnis

1 Einleitung

1.1 Einführung in die Thematik

Forschung in der humanmedizinischen Wissenschaft nimmt in der Gegenwart einen hohen Stellenwert ein. Sowohl die medizinischen Universitäten als auch die Fachhochschulen für medizinische Gesundheitsberufe in Österreich bemühen sich, an der nationalen sowie internationalen Forschungslandschaft teilzunehmen. Außerdem entstehen in Österreich derzeit auch neue medizinische universitäre Strukturen, welche vor der großen Herausforderung und Verantwortung stehen, gute und zeitgemäße Forschungseinrichtungen zu etablieren und in der universitären Landschaft zu verankern.

Medizinische Forschung wird in Österreich sowohl im vorklinischen als auch im klinischen Bereich praktiziert. Neben der Grundlagenforschung existiert der breite Bereich der klinisch orientierten Anwendungsstudien, welche vor allem im onkologischen Bereich nicht nur an Universitätskliniken, sondern auch z.T. an außeruniversitären Schwerpunktspitälern durchgeführt werden. Daneben gibt es auch die epidemiologische Forschung sowie die Versorgungsforschung.

Die humanmedizinische Wissenschaft ist mit der Mathematik oder der Physik nicht vergleichbar, zumal sie keine exakte Wissenschaft ist. Vielmehr stellt sie eine experimentelle Wissenschaft dar, in der zwar zahlreiche allgemeine Grundsätze gelten, jedoch jeder Patient individuell anders erscheint, und daher eine für die Mehrheit der Bevölkerung wirksame Therapie bei einem gewissen Patientenanteil nicht greift.[1]

Die humanmedizinische Wissenschaft ist auch nicht vergleichbar mit den Geisteswissenschaften. Sie benötigt nicht nur Bibliotheken, sondern in erster Linie Forschungslabore und schließlich auch die direkte Erprobung am Menschen. Aus diesem Umstand heraus ergibt sich auch eine besondere Interaktion zwischen dem humanmedizinischen Forscher und den Studienteilnehmern bzw. Patienten.

Ohne Forschung gibt es in der humanmedizinischen Wissenschaft keine neuen Erkenntnisse über bereits bestehende oder neue Krankheitsbilder und zugleich auch keine Weiterentwicklung von diagnostischen und therapeutischen Konzepten und Ansätzen. Voraussetzung für eine gute medizinische Forschung in Österreich ist in erster Linie die Verankerung von Forschungsprojekten auf internationaler Ebene. Forschungsleistungen müssen transparent ausgerichtet sein und im internationalen Wettbewerb standhalten können.

Um die internationale Wettbewerbsfähigkeit in der humanmedizinischen Wissenschaft gewährleisten zu können, ist es zwingend notwendig, entsprechende

---

[1] *Weltärztebund*, Handbuch der ärztlichen Ethik (2005) 76.

Rahmenbedingungen für die Forschung am Menschen zu schaffen. Forschungsprojekte müssen nach einwandfreien wissenschaftlichen, ethischen und rechtlichen Kriterien durchgeführt werden. Das entsprechende wissenschaftliche Klima an den medizinischen Universitäten in Österreich sollte innovativ und zukunftsorientiert gestaltet werden, um eine Abwanderung von guten medizinischen Wissenschaftlern in das Ausland zu verhindern.

Im Bereich der medizinischen Forschung gibt es in Österreich derzeit kein eigenes Forschungsgesetz. Die Rechtslage der Forschung am Menschen ist unübersichtlich und zum Teil auch in sich widersprüchlich.[2] Zudem gibt es in Österreich bis dato keine exakte Überblicksliteratur zur medizinischen Forschung. Ethische und rechtliche Pflichten des humanmedizinischen Wissenschaftlers findet man in unterschiedlichen gesplitteten Gesetzestexten und Regelungen. Vor allem die humanmedizinischen Universitäten in Österreich sind bemüht, entsprechende Richtlinien („Good Scientific Practice") für alle Angehörigen der entsprechenden universitären Einrichtung zu erstellen. Diese Regelungen beinhalten ethische und rechtliche Pflichten der Forscher und sollten zugleich auch garantieren, dass die humanmedizinische Forschung auch internationalen Standards entspricht.

In der medizinischen Wissenschaft geht es nicht nur um methodische Präzision und Richtigkeit, sondern der humanmedizinische Forscher unterliegt ethischen Grundprinzipien und Regeln, welche unter dem umfassenden Begriff der sogenannten Forschungsethik zusammengefasst werden. Dabei ist es unerlässlich, dass jeder am Menschen beteiligter Wissenschaftler sich in erster Linie die entscheidende Frage stellt, welches Ziel er mit seinem Forschungsvorhaben verfolgt. Zudem ist eine der entscheidenden Fragen, ob die gewählte Methodik und Herangehensweise an die Forschungsfrage ethisch vertretbar ist und welcher Nutzen damit verbunden wird.

Jeder in der humanmedizinischen Forschung tätige Wissenschaftler muss sich auch explizit bewusst sein, dass sämtliche in die jeweiligen Forschungsprojekte eingebundenen Probanden ausführlich über den genauen Umfang und die Ziele der Forschungsvorhaben informiert werden. In der Ausführung dieser Forschungsvorhaben darf in keinem Fall gegen die Menschenwürde bzw. Menschenrechte verstoßen werden. Der in der humanmedizinischen Wissenschaft tätige Forscher ist daher stets zur Wahrheit verpflichtet. Bezüglich Nutzen, Methodik und Studiendatenanalyse dürfen keine Falschaussagen gemacht werden.

---

[2] *Kopetzki*, Braucht Österreich eine Kodifikation des biomedizinischen Forschungsrechts? In *Körtner/Kopetzki/Druml* (Hrsg..), Ethik und Recht in der Humanforschung (2010) 56, (57).

4

Eine sachlich richtige und ehrliche Meldung von Studienergebnissen erscheint selbstverständlich, jedoch hat es in den letzten Jahren zahlreiche und umfangreiche Medienberichte über unehrliche Praktiken in Zusammenhang mit der Publikation von Studienergebnissen gegeben. In erster Linie wurde über die Erfindung von Studiendaten, Plagiate, sogenannte „Ehrenautorenschaften" sowie über sich überschneidente Doppel- und Mehrfachpublikationen berichtet. Hierbei ist zu beachten, dass es aufgrund von unrichtigen und falschen Forschungsberichten zu Falschbehandlungen und damit zur Schädigung von Patienten kommen kann.[3]

Fehlverhalten unter Forschern ist weit verbreitet und existiert auch in der medizinischen Wissenschaft. Zu Beginn der achtziger Jahre wurden in den USA Fälle von Datenfälschungen in der Wissenschaft bekannt. Im Laufe der Jahre wurde immer wieder über neue Wissenschaftsskandale berichtet, welche in die Diskussion über „Misconduct in Science" einbezogen wurden.[4] Die Zahl der medizinischen Wissenschaftler sowie Publikationen nimmt von Jahr zu Jahr zu. Im Jahre 2012 wurden weltweit in mehr als 20.000 Journalen insgesamt mehr als eine Million medizinischer Fachartikel veröffentlicht. Damit wird zunehmend auch eine stringente Kontrolle dieser expandierenden Wissenschaftsmaschinerie schwierig.[5]

Ein Beispiel für ein Fehlverhalten unter Forschern ist die unrechtmäßige Vergabe von Autorenschaften. Diese durchwegs gängige Praxis in der humanmedizinischen Wissenschaft stößt auf Kritik und ist äußerst fragwürdig. Das Manipulieren von Daten, das Verschweigen von Auswertungen oder das Schönen von statistischen Analysen fallen ebenfalls unter Betrug in der Wissenschaft. Diese Formen von Fehlverhalten sind allerdings schwer nachzuweisen. Außerdem verlangen nur wenige Journale in der humanmedizinischen Wissenschaft auch die Originaldatensätze der geplanten oder angenommenen Publikationen.

Zahlreiche in der medizinischen Forschung stehende Wissenschaftler stehen unter enormen Erfolgsdruck. Ständig müssen neue Erkenntnisse gewonnen und neue Ergebnisse präsentiert und publiziert werden. Oftmals wird jahrelange Forschungstätigkeit betrieben, welche jedoch nicht zum erhofften Erfolg führt. Diese Tatsache kann dazu verleiten, Ideen von Kollegen zu kopieren oder überhaupt von anderen Forschern abzuschreiben.

---

[3] *Weltärztebund*, Handbuch der ärztlichen Ethik (2005) 84.

[4] *Stegemann-Boehl*, Fehlverhalten von Forschern (1994) 1.

[5] *Urban*, Forschungsbetrug in der Medizin: ein Spektrum an Beispielen, in *Frewer* (Hrsg..), Forschungsbetrug in der Medizin – Fakten, Analysen, Präventionsstrategien (2015) 11 (13).

Der Begriff „geistiges Eigentum" („Intellectual Property") ist ein Oberbegriff, der die Schöpfung des menschlichen Geistes in Schutz nimmt. Von der Antike bis zur Renaissancezeit wurde zwar der Urheber geistiger Schöpfungen in der Gesellschaft anerkannt, es war jedoch gesetzlich grundsätzlich nicht verboten, die Texte solcher Urheberwerke zu übernehmen. Erst im 18. Jahrhundert wurde der Begriff des „geistigen Eigentums" mit einer gesetzlichen Norm verbunden.[6] Dieses Urheberrecht schützt in erster Linie die Originalität sowie die Individualität eines Werkes. Beide Eigenschaften werden auch von zahlreichen Fachzeitschriften in der medizinischen Forschungslandschaft eingefordert. Nur mit einer Zustimmungserklärung des Urhebers darf das entsprechende Werk vervielfältigt oder verändert werden. Innovative Ideen zahlreicher Forscher stellen die Grundlage für daraus entstehende Publikationen, welche dem Wissenszuwachs in der humanmedizinischen Wissenschaft dienen, dar.

Die medizinische Wissenschaft befindet sich im Spannungsfeld zwischen Forschungsfreiheit und Verantwortung. Die sogenannte „Freiheit der Forschung" nimmt in der westlichen Welt einen besonderen Platz ein, ist aber im Handeln niemals unbedingt, sondern ist durch Verantwortung, gesellschaftliche Rücksichten, sowie Gesetze beschränkt.[7] Legitimität bedeutet niemals Schrankenlosigkeit der Forschungsfreiheit. Ohne ethisches Regelwerk und gesetzliche Rahmenbedingungen ist eine gute wissenschaftliche Forschung am Menschen in der Praxis nicht gesichert. Durch ethische und gesetzliche Verpflichtungen werden daher der Forschungsfreiheit Grenzen gesetzt.

Neben dem ethischen und normativen Regelwerk existiert aber auch das Wissen, die Erfahrung und die Verantwortung jedes einzelnen Forschers in der Humanmedizin, welche einen wesentlichen Einfluss auf die Abwägung von etwaigen Forschungsrisiken sowie die Grenzen von Forschungsprojekten haben.

Forschungsplanung ist naturgemäß immer auf neue Erkenntnisse und Unbekanntes ausgerichtet. Aus diesem Grunde sind Forschungsvorhaben oft nicht bis in das letzte Detail planbar. Vielmehr ergibt sich in zahlreichen Forschungsprojekten eine erneute Forschungsfrage und nicht selten müssen Studienprojekte erweitert oder sogar revidiert werden. Auch hier liegt es in der Verantwortung jedes einzelnen humanmedizinischen Wissenschaftlers, die richtungsweisenden Entscheidungen nach seinem besten Wissen und Gewissen zu treffen.

Vom medizinischen Wissenschaftler wird ein sehr hohes Maß an Sachverstand erwartet. Er muss in seiner entsprechenden Fachdisziplin bzw. in seinem For-

---

[6] *Hoppe/Kwisda*, Geistiges Eigentum, in *Lenk/Duttge/Fangerau* (Hrsg..), Handbuch Ethik und Recht der Forschung am Menschen (2014) 159 (159).

[7] *Jonas*, Das Prinzip Verantwortung. Moralphilosophische Antwort auf die technologische und biomedizinische Macht, in *Böhler* (Hrsg..), Leben, Wissenschaft, Verantwortung (2004) 84 (184).

schungsgebiet sachkundig sein. Eine der ständigen Herausforderungen ist es, sich diesen Sachverstand auch zu bewahren. Dabei ist neben der Aufrechterhaltung der entsprechenden wissenschaftlichen Kenntnisse und fachlichen Qualifikationen auch das ethische Wissen von entscheidender Bedeutung, da in der medizinischen Praxis aufgrund der Veränderungen der gesellschaftlichen und politischen Rahmenbedingungen immer wieder neue ethische Fragen auftauchen.[8]

Neben dem medizinischen Grundwissen, welches im Rahmen der universitären Ausbildung erworben wird, sind die permanente postpromotionelle Fort- und Weiterbildung unerlässlich und notwendig. Zudem erfordert die zunehmende Subspezialisierung der einzelnen Fachbereiche in der Medizin auch den Erwerb von immer mehr Detailwissen. Durch dieses Detailwissen nimmt auch die Komplexität der einzelnen Fragestellungen in der medizinischen Forschung zu. Dies stellt m.E. eine der größten Herausforderungen für den humanmedizinischen Wissenschaftler dar.

Der zunehmende und exponentiell steigende Wissenszuwachs sowie die Datenflut in der medizinischen Wissenschaft erfordern vom Forscher gute und überdachte strategische Überlegungen, das entsprechend richtige Datenmaterial aus den vorhandenen Medien (z.B. Journals, medizinische Datenbanken im Internet etc.) zu selektieren und in seine entsprechenden Forschungsvorhaben auch einzubauen.

Studiendaten richtig zu lesen und zu interpretieren, ist eines der essentiellen Werkzeuge in der humanmedizinischen Forschung, welches nur durch schrittweises Erlernen angeeignet werden kann. Dies ist auch notwendig, um etwaige diskrepante Studienergebnisse von unterschiedlichen Publikationen zum selben Fachthema kritisch zu hinterfragen und in den eigenen Veröffentlichungen richtig zu zitieren und diskutieren. In diesem Zusammenhang erscheint es notwendig, sich auf nationalen und internationalen Forschungskongressen und Symposien mit Kollegen aus dem jeweiligen Fachgebiet auszutauschen und den Wissensstand abzugleichen.

Medizinische Forschung bedeutet nicht das Verfolgen von Eigeninteressen, sondern ist immer auch mit einem Auftrag der Gesellschaft verbunden und hat das Ziel, die Diagnose und die Therapie von Krankheitsbildern zu optimieren und damit auch die Prognose zu verbessern.[9]

Die Wissenschaft am Untersuchungsobjekt Mensch generiert zahlreiche Daten in Bezug auf Diagnose, Therapie und Prognose von Krankheitsbildern. Dabei handelt es sich um sensible Daten. In diesem Zusammenhang spielt der Datenschutz in der rechtlichen Regulierung der humanmedizinischen Forschung eine

---

[8] *Weltärztebund*, Handbuch der ärztlichen Ethik (2005) 18.
[9] *Hasenfuß*, Verantwortung in der klinischen Forschung, in *Starck* (Hrsg..), Verantwortung der Wissenschaft (2005) 23 (44).

große Rolle.[10] Dem Schutz von Patientendaten jeglicher Art kommt in der medizinischen Forschung besondere Bedeutung zu. Die in den vergangenen Monaten und Jahren geführten Diskussionen um „Big Data", Telemedizin und elektronische Gesundheitsakte tragen dazu bei, dass Fragen des Datenschutzes bzw. der Anonymisierung von digitalisierten Gesundheitsdaten auch in der medizinischen Forschung als sehr relevant erscheinen und immer komplexer werden. Auch im medizinischen Bereich entstehen immer mehr Daten, welche aufgezeichnet und verarbeitet werden.

Ein zusätzlicher Trend im heutigen Gesundheitswesen stellt die personalisierte Medizin dar. Dabei werden dem einzelnen Patienten eine individualisierte Diagnostik und Therapie angeboten. Die in diesem Zusammenhang aufgezeichneten und verwendeten genomischen Daten des einzelnen Individuums bergen ein großes Potential in sich, dass Patienten in der Verarbeitung der Daten reidentifiziert werden könnten und damit nicht anonym bleiben. Von Seiten des Gesetzgebers gibt es in Österreich ein Datenschutzgesetz. Daneben existiert die ärztliche Schweigepflicht. Zu guter Letzt liegt es in der Gesamtverantwortung des medizinischen Forschers, alle ihm zur Verfügung stehenden Maßnahmen zu treffen, damit die Weiterverarbeitung von medizinischen Daten anonymisiert erfolgt. Dabei muss von der jeweiligen medizinischen Einrichtung, in welcher die Forschungstätigkeiten durchgeführt werden, auch ein adäquates EDV-Datenmanagement gewährleistet werden. Mit der Größe der Daten steigt erfahrungsgemäß auch die Komplexität der Anforderungen an die EDV.

Neben entsprechenden Maßnahmen im Bereich des Datenschutzes ist es in der medizinischen Forschung essentiell, dass sich sowohl Patienten als auch Ärzte auf die präsentierten Studienergebnisse verlassen können. Daher erscheinen Präventionsmaßnahmen, welche jeglicher Form von irreführender Forschung bzw. Fehlverhalten von Forschern vorbeugen, unerlässlich. Dazu gehören praxisorientierte Studienmodule zum Thema „Forschung in der Medizin", welche den angehenden Jungforschern eine solide Basisausbildung auf diesem Gebiet vermitteln. Dazu gehört auch die Verwendung von Computerprogrammen, welche etwaige Plagiate aufdecken. Als Präventivmaßnahmen für gute medizinische Publikationen sind auch standardisierte Peer-Review Verfahren der medizinischen Fachzeitschriften notwendig, welche vor allem die verwendeten Methoden und die statistischen Auswertungen mit den dafür entsprechend notwendigen Fallzahlen kritisch betrachten.

Qualitätsmanagement in der humanmedizinischen Forschung ist ein essentielles Element zur Sicherstellung von guter wissenschaftlicher Praxis in einem gesun-

---

[10] *Graf von Kielmansegg*, Datenschutz in der medizinischen Forschung, in *Lenk/Duttge/Fangerau* (Hrsg.), Handbuch Ethik und Recht der Forschung am Menschen (2014) 121 (121).

den und kollegialen Forschungsumfeld. Zu den entsprechenden qualitätsfördernden Maßnahmen gehört die entsprechende Qualifikation des an der Ausführung von Forschungsprojekten beteiligten Personals. Zudem muss per se eine ausreichende Personalkapazität zur Verfügung stehen, um entsprechend definierte Qualitätsmerkmale zu erreichen. Ausschlaggebend für die Qualität der entsprechenden Forschungsprojekte sind auch eine gute und funktionierende Kommunikation zwischen den beteiligten Personen sowie ein gut etabliertes Schnittstellenmanagement zwischen den einzelnen medizinischen Einrichtungen. In den jeweiligen Forschungsvorhaben müssen Verantwortlichkeiten (z.B. Datenmanagement, Dokumentation, Datenauswertung, Studienassistenz, Verfassung etwaiger Publikationen, Autorenschaften etc.) klar definiert sein.

Qualitätsfördernde Maßnahmen in der medizinischen Forschung haben das Ziel, dass die Forschungsarbeit einzelner Wissenschaftler gut nachvollziehbar und reproduzierbar ist. Die aus verschiedenen Forschungsprojekten hervorgehenden Studienergebnisse müssen anhaltend und nachhaltig überprüfbar sein. Dabei ist die Anwendung richtiger Methoden und statistischer Analysen ausschlaggebend. Konkurrenzdruck zwischen verschiedenen Wissenschaftlern, Forschungsgruppen oder Forschungseinrichtungen darf nicht nur zur quantitativen Steigerung von medizinischen Publikationen führen, sondern muss immer auch die Qualität der Forschungsarbeit mitberücksichtigen.

2 Hauptteil

2.1 Forschungsethische Grundprinzipien

2.1.1 Ethik und Moral

In unserer Gesellschaft werden die Begriffe „Ethik" und „Moral" oftmals im täglichen Sprachgebrauch verwendet. Sowohl in der Politik als auch in der Ausbildung von angehenden Akademikern bzw. in der Medizin werden beide Begriffe häufig verwendet. Es wird immer wieder die Frage gestellt, ob jemand „ethisch" oder „moralisch" gehandelt hat oder ob etwas „ethisch" oder „moralisch" vertretbar ist.

Gerade in naturwissenschaftlichen Fächern, insbesondere aber in der Medizin und im Gesundheitsbereich, reichen ausschließlich fachlich begründete Methoden und Fakten nicht aus, um auf wichtige und praxisrelevante Fragen eine ausreichende und befriedigende Antwort zu bekommen. Umso mehr ist der humanmedizinische Wissenschaftler von heute in seinen Entscheidungen und in seinem Handlungsspielraum nicht nur auf Normen, Richtlinien, Leitlinien oder naturwissenschaftliche Gesetzmäßigkeiten angewiesen, sondern wird seine Vorgehensweise in der medizinischen Wissenschaft mit seiner persönlichen ethischen Haltung bzw. seinen ethischen Grundwerten abgleichen. Dabei ist zu beachten, dass es in der Beurteilung der jeweiligen Situation immer wieder zu inneren Konflikten kommen wird, weil sich die persönliche ethische Grundhaltung nicht mit den wissenschaftlichen und gesetzlichen Normen deckt.

Die Zunahme der Bedeutung ethischer Reflexionen in der heutigen Zeit zeigt sich darin, dass im gegenwärtigen medizinischen Curriculum an den österreichischen Universitäten die ethische Lehre verankert wurde. Ethikunterricht hat z.T. auch in den Ausbildungsordnungen der nichtärztlichen Gesundheitsberufe einen Platz gefunden. Darüber hinaus gibt es auch ernsthafte Überlegungen, einen verpflichtenden Ethikunterricht in den österreichischen Pflichtschulen einzuführen. Diese Entwicklung der letzten Jahre ist prinzipiell sehr zu begrüßen, da die derzeit ausgebildete Generation zukünftige Positionen unter anderem im medizinischen Alltag bzw. in der humanmedizinischen Forschung einnehmen und die damit verbundenen medizinethischen Probleme und Fragestellungen abhandeln wird.

Im alltäglichen Sprachgebrauch werden die Begriffe Ethik und Moral oftmals synonym verwendet und als austauschbar angesehen.[11] Es erscheint m.E. daher in der vorliegenden Arbeit notwendig, die beiden Begrifflichkeiten in ihrer Definition zu trennen.

Die Ethik ist eine philosophische wissenschaftliche Disziplin. Sie stellt eine methodisch-kritische Reflexion auf das menschliche Handeln dar. In erster Linie geht es dabei um handlungsangeleitetes Wissen und um dessen rationale Begründung. Die Ethik prüft, ob in den Handlungen und Entscheidungen verantwortbare Gründe zu finden sind oder nicht. Sie stellt somit eine praktisch philosophische Disziplin dar, welche hinterfragt, wie gehandelt werden soll.[12] Als Wissenschaft zeigt die Ethik das Abweichen unserer Handlungen und Entscheidungen von bestimmten Werten und Normen auf.[13]

Die Moral beschreibt die Gesamtheit an Werten, Regeln und Normen, welche eine Gruppe von Personen oder die Gesellschaft per se für ihr Handeln und ihre Entscheidungen festgelegt hat.[14] Eine Moral kann durch eine ethnische oder religiöse Gruppe, eine Nation, eine Gemeinschaft, aber auch durch eine einzelne

---

[11] *Peintinger*, Ethische Grundfragen in der Medizin (2008) 17.

[12] *Pöltner*, Grundkurs Medizin-Ethik² (2006) 17 ff.

[13] *Peintinger*, Ethische Grundfragen in der Medizin (2008) 18.

[14] *Peintinger*, Ethische Grundfragen in der Medizin (2008) 17.

Person vertreten werden.[15] Durch den gesellschaftlichen Wertepluralismus, welcher durch eine große Anzahl von miteinander konkurrierenden Wertevorstellungen und -Orientierungen geprägt ist, wird die Entscheidungsfindung unseres gegenwärtigen medizinischen und wissenschaftlichen Handelns wesentlich mitbestimmt. Angesichts dieses Wertepluralismus kommt rechtlichen Bestimmungen eine große Bedeutung zu. Das Recht kann jedoch nie ein Ersatz für die Ethik darstellen.[16]

Der Arzt und insbesondere der Forscher in der humanmedizinischen Wissenschaft muss neben seinem fundierten medizinischen Sachwissen die ihm in der Forschung zur Verfügung stehenden Mittel gezielt und verantwortlich einsetzen und sich dabei bemühen, über sein Handeln Rechenschaft abzulegen. [17]

2.1.2 Forschungsethik und Forschungsethos

Die Produktion von neuem Wissen und die Wissensweitergabe in der humanmedizinischen Forschung sind mit einer Reihe von medizinethischen Überlegungen und Erwägungen verbunden.

Die Forschungsethik in der Medizin ist ein Teil der philosophischen Ethik, welche sich auf das Handlungsfeld der medizinischen Wissenschaft bezieht. Unter anderem befasst sie sich mit dem spezifischen Ethos der humanmedizinischen Forscher und mit der Einhaltung gewisser Normen und Werte, an welche der Forscher im Rahmen der Wahrheitsfindung verpflichtet ist.[18] Damit steht die Forschungsethik im Spannungsfeld zwischen der Einhaltung dieser Werteorientierungen und den einzelnen Forschungsinteressen.

Vom gesellschaftlichen Ethos muss das gruppenspezifische Ethos, welches die sich selbst auferlegten Grundhaltungen und Handlungsregeln einer spezifischen Gruppe (z.B. Standesethos, Berufsethos, Forschungsethos) widerspiegelt, unterschieden werden.[19] Ebenso existiert in der humanmedizinischen Wissenschaft ein spezifisches Ethos, welches in der Forschung eine

---

[15] *Hübner*, Theorie der Ethik, in *Fuchs/Heinemann/Heinrichs/Hübner/Kipper/Rottländer/Runkel/Spranger/Vermeulen/Völker-Albert* (Hrsg.), Forschungsethik – Eine Einführung (2010) 1 (2).

[16] *Pöltner*, Grundkurs Medizin-Ethik² (2006) 13 ff.

[17] *Pöltner*, Grundkurs Medizin-Ethik² (2006) 11.

[18] *Heinemann*, Forschung und Gesellschaft, in *Fuchs/Heinemann/Heinrichs/Hübner/Kipper/Rottländer/Runkel/Spranger/Vermeulen/Völker-Albert* (Hrsg.), Forschungsethik – Eine Einführung (2010) 98 (98).

[19] *Pöltner*, Grundkurs Medizin-Ethik² (2006) 17.

handlungsleitende Rolle besitzt und im Spannungsfeld zwischen Wissenschaft und Gesellschaft steht.[20]

Die moderne medizinische Forschung ist aufgrund ihrer Globalisierung und hochgradigen Subspezialisierung zahlreichen großen Veränderungen ausgesetzt, welche das Leitbild humanmedizinischer Wissenschaft als auch die berufliche Einstellung der in der Forschung tätigen Personen erheblich beeinflussen. Zudem wird humanmedizinische Wissenschaft nicht nur von Ärzten, sondern zunehmend auch von Naturwissenschaftlern (z.B. Biochemikern, Molekularbiologen, Biologen etc.) ausgeführt.[21] Daher erscheint es m.E. umso wichtiger, dass alle in der medizinischen Wissenschaft tätigen Personen die Grundprinzipien der Forschungsethik kennen und auch ihre Handlungen und Entscheidungen danach ausrichten.

2.1.3 Ethische Anforderungen an den humanmedizinischen Forscher

Die Vertrauenswürdigkeit der Gesellschaft und der Patienten in die medizinische Wissenschaft hängt von der Qualität der Forschungsleistungen, von der Glaubwürdigkeit der medizinischen Forschungseinrichtungen und insbesondere von der Einhaltung ethischer und rechtlicher Grundsätze der humanmedizinischen Wissenschaftler ab. Starker Zeit- und Konkurrenzdruck in der Forschung rechtfertigen keinesfalls ein Abweichen oder Ignorieren von wissenschaftlichen Standards.

Grundprinzipien der Forschungsethik bzw. ethische Anforderungen an den medizinischen Forscher waren in der Medizingeschichte nicht immer von Bedeutung. Zahlreiche führende medizinische Wissenschaftler des 19. und des 20. Jahrhunderts bauten ihre wissenschaftlichen Experimente und Glanzleistungen z.T. ohne Einwilligung der Patienten bzw. ohne Rücksichtnahme auf deren Wohlergehen auf.[22] Umso wichtiger erscheint es m.E., in den folgenden Subkapiteln eine Zusammenschau der wesentlichen ethischen Pflichten und Standards des humanmedizinischen Forschers abzubilden.

---

[20] *Heinemann*, Forschung und Gesellschaft, in *Fuchs/Heinemann/Heinrichs/Hübner/Kipper/Rottländer/Runkel/Spranger/Vermeulen/Völker-Albert* (Hrsg.), Forschungsethik – Eine Einführung (2010) 98 (99).

[21] *Körtner*, Forschungsethik und Menschenbild in Geschichte und Gegenwart, in *Körtner/Kopetzki/Druml* (Hrsg.), Ethik und Recht in der Humanforschung (2010) 1 (5).

[22] *Weltärztebund*, Handbuch der ärztlichen Ethik (2005) 79.

2.1.4 Europäische Charta für Forscher

Im Jahre 2005 wurde von der EU-Kommission das Dokument „Europäische Charta für Forscher – Verhaltenskodex für die Einstellung von Forschern"[23] veröffentlicht. Diese Charta ist m.E. eine essentielle internationale Quelle, welche thematisch sehr breit angelegt ist und neben ethischen Grundsätzen auf die grundlegende Einstellung und Haltung der in der Forschung tätigen Personen abzielt. Diese Publikation ist in Europa von zentraler Bedeutung, zumal die EU-Kommission mit diesem Dokument der Forschungslandschaft in Europa auch zunehmende Aufmerksamkeit entgegengebracht hat.

Diese Charta stellt einen allgemeinen Katalog dar, der die Zuständigkeiten und Rollen sowohl von Forschern als auch von Arbeitgebern und/oder Forschungsförderern in der EU festlegt. Dieses Papier geht davon aus, dass die entsprechenden nationalen oder regionalen Normen in den jeweiligen Ländern der EU eingehalten werden.[24]

Die EU-Charta teilt sich in insgesamt drei Abschnitte:

Im ersten Teil werden allgemein geltende Anforderungen wie z.B. ethische Grundsätze, Forschungsfreiheit, Verantwortung, Berufsverhalten des Forschers, Rechenschaftspflicht, Veröffentlichung von wissenschaftlichen Ergebnissen, Forschungsengagement für die Gesellschaft, berufliche Weiterentwicklung, Forschungsumfeld, Entwicklung der Berufslaufbahn, Koautorenschaft oder die Lehrtätigkeit von Forschern behandelt.[25]

Im zweiten Abschnitt geht es um allgemeine Grundsätze und Anforderungen für Arbeitgeber und Geldgeber. Inhalte dieses Teiles umfassen z.B. die Einstellungsverfahren von Forschern durch Arbeitgeber und Forschungsförderer, das Auswahlverfahren von Wissenschaftlern, die Anerkennung von Mobilitätserfahrungen (z.B. Forschungsaufenthalt in einem anderen Land oder in einer anderen Region) oder die berufliche Qualifikation und Berufserfahrung.[26]

Der dritte Abschnitt umfasst allgemeine Begriffsdefinitionen. In diesem Teil wird auch der Begriff des Forschers abgehandelt. Demnach handelt es sich bei Forschern um all jene Personen, welche als Spezialisten in Wissenschaft und Entwicklung in jeder Laufbahnstufe gänzlich unabhängig von ihrer Klassifi-

---

[23] *Europäische Kommission*, Europäische Charta für Forscher – Verhaltenskodex für die Einstellung von Forschern (2005).

[24] *Europäische Kommission*, Europäische Charta für Forscher – Verhaltenskodex für die Einstellung von Forschern (2005) 10 f.

[25] *Europäische Kommission*, Europäische Charta für Forscher – Verhaltenskodex für die Einstellung von Forschern (2005) 12 ff.

[26] *Europäische Kommission*, Europäische Charta für Forscher – Verhaltenskodex für die Einstellung von Forschern (2005) 25 ff.

zierung tätig sind. Dabei wird grundsätzlich zwischen Nachwuchsforscher (= Forscher in den ersten vier Jahren) und erfahrenem Forscher (= Forscher mit mindestens vierjähriger wissenschaftlicher Erfahrung) unterschieden.[27]

Dem Auswahlverfahren von Forschungspersonen durch Arbeitgeber bzw. Forschungsinstitutionen kommt der medizinischen Wissenschaft besondere Bedeutung zu. In der Einstellungspraxis sollte eine breite Palette an Auswahlmethoden (z.B. persönliche Bewerbungsgespräche, Einschätzung und Bewertung durch externe Gutachter) angewandt werden. Dabei ist es wichtig, dass das gesamte Erfahrungsspektrum des Bewerbers mitberücksichtigt wird.[28] Bestimmte Persönlichkeitsmerkmale des jeweiligen Forschers werden erwartet. Dazu zählen insbesondere Ehrlichkeit, Verlässlichkeit, Verantwortungsbewusstsein, Teamfähigkeit, Flexibilität, Engagement, gute Umgangsformen, Kommunikationsfähigkeit sowie Bereitschaft zur Kooperation.[29]

2.1.5 Auswahl des Forschungsthemas

Forschungsethik begleitet den medizinischen Wissenschaftler an einschneidenden Übergängen im Gesamtprozess der Forschung. Dabei nimmt die Auswahl des Forschungsprojektes bzw. -zieles eine Schlüsselstellung ein.[30] Der wissenschaftliche Wert des Themas muss gegeben sein und die Durchführung einer klinischen Studie am menschlichen Probanden muss gerechtfertigt werden. Diese ethischen Grundvoraussetzungen sollten ausschließen, dass Forschungsprojekte mit methodischer Unzulänglichkeit und Impräzision durchgeführt werden und in weiterer Folge kaum zum Erfolg führen.[31] Das Forschungsthema sollte m.E. klinisch relevant und innovativ sein. In erster Linie ist Originalität, welche dem medizinischen Wissenszuwachs dient, gefragt.

2.1.6 Gesellschaftlicher Wert humanmedizinischer Forschung

Ein wesentliches ethisches Grundprinzip der Forschungsethik stellt der gesellschaftliche Wert dar. Demnach sollte das geplante Forschungsvorhaben einen Beitrag für die Allgemeinheit leisten. Der entsprechende gesellschaftliche Bei-

---

[27] *Europäische Kommission*, Europäische Charta für Forscher – Verhaltenskodex für die Einstellung von Forschern (2005) 30 ff.

[28] *Europäische Kommission*, Europäische Charta für Forscher – Verhaltenskodex für die Einstellung von Forschern (2005) 26 f.

[29] *Jantscher/Neuhold/Pelzl*, Die JOANNEUM RESEARCH-Arbeitsgruppe „Ethik in Forschung und Technik", in *Neuhold/Pelzl* (Hrsg.), Ethik in Forschung und Technik (2011) 11 (18).

[30] *Jantscher/Neuhold/Pelzl*, Die JOANNEUM RESEARCH-Arbeitsgruppe „Ethik in Forschung und Technik", in *Neuhold/Pelzl* (Hrsg.), Ethik in Forschung und Technik (2011) 11 (17 f).

[31] *Weltärztebund*, Handbuch der ärztlichen Ethik (2005) 80.

14

trag stellt ein essentielles Kriterium für die Beurteilung der Finanzierungsmöglichkeit eines Forschungsvorhabens dar.[32] Wissenschaftler in der humanmedizinischen Forschungslandschaft müssen auch dafür Sorge tragen, dass ihre Forschungsergebnisse der breiten Öffentlichkeit zugänglich gemacht und die im öffentlichen Interesse liegenden Schwerpunktthemen in einer auch für medizinische Laien verständlichen Sprache transparent dargestellt werden.[33] Die ungelöste Problematik in der Forschungsethik besteht darin, dass die vorhandenen finanziellen Ressourcen in der medizinischen Forschung weltweit ungleich verteilt sind. Das bedeutet, dass in etwa nur 10% der weltweiten Geldausgaben für Forschung für gesundheitliche Probleme, welche 90% der Weltbevölkerung betreffen, ausgegeben werden.[34] Ressourcenarme Teile der Welt scheinen hierbei eindeutig benachteiligt zu sein. Dieser Umstand soll zum Nachdenken anregen und stellt eine große Herausforderung für die Zukunft dar.

Die gesellschaftliche Bedeutung einer geplanten klinischen Prüfung sollte in jedem Fall über die Belastungen und Risiken für die Studienteilnehmer stehen. Es sollte gelingen, dass die an einem Forschungsprojekt beteiligte Studienpopulation aus den Studienergebnissen einen möglichen diagnostischen oder therapeutischen Nutzen zieht.[35] Forschungsvorhaben spielen sich immer im Rahmen einer Gesellschaft ab, welche durch die wissenschaftlichen Erkenntnisse mit neuen Weichenstellungen konfrontiert wird.[36] Ethikkommissionen und vor allem in der humanmedizinischen Wissenschaft tätige Forscher haben dabei die verantwortungsvolle Aufgabe, dass Studienprobanden nicht Untersuchungsprozeduren ausgesetzt werden, welche einem gesellschaftlichen Nutzen bzw. Wissenszuwachs nicht dienlich sind.[37]

2.1.7 Nutzen-Risikoabwägung von Forschungsvorhaben

Humanmedizinische Forschung ist immer auch mit etwaigen Belastungen oder Risiken für die Studienprobanden verbunden. Im Rahmen der Durchführung klinischer Prüfungen wird daher immer eine sorgfältige Nutzen-Risikoabwägung vorausgesetzt. Der Forschungsnutzen muss vom humanmedizinischen Wissenschaftler immer ehrlich erklärt werden und ist ein Kernelement der

---

[32] *Weltärztebund*, Handbuch der ärztlichen Ethik (2005) 81.

[33] *Europäische Kommission*, Europäische Charta für Forscher – Verhaltenskodex für die Einstellung von Forschern (2005) 15.

[34] *Weltärztebund*, Handbuch der ärztlichen Ethik (2005) 85.

[35] *Weltärztebund*, Handbuch der ärztlichen Ethik (2005) 81.

[36] *Jantscher/Neuhold/Pelzl*, Die JOANNEUM RESEARCH-Arbeitsgruppe „Ethik in Forschung und Technik", in *Neuhold/Pelzl* (Hrsg.), Ethik in Forschung und Technik (2011) 11 (17).

[37] *Weltärztebund*, Handbuch der ärztlichen Ethik (2005) 82.

Rechtfertigung für seine Forschungsvorhaben.[38] Diese Rechtfertigungspflicht der Forscher besteht nicht nur gegenüber der Gesellschaft, sondern insbesondere auch gegenüber ihren Arbeitgebern bzw. Forschungsförderern. Im Falle einer Finanzierung von Forschungsprojekten mit öffentlichen Geldmitteln wird auch eine entsprechende Rechenschaftspflicht für den gezielten und effizienten Einsatz von Steuergeldern als notwendig erachtet.[39]

Eine zu Gunsten des Nutzens verschobene Korrelation von Nutzen- und Schadenspotentialen ist eine der wesentlichen Rechtfertigungsbedingungen. Dabei ist sicherzustellen, dass unabhängige regionale und lokale Ethikkommissionen den jeweiligen Forschern bei der Sicherstellung der erwähnten Erfordernisse zur Seite stehen.[40] Es wird vorausgesetzt, dass Einzelheiten der medizinischen Datenanalyse, Auswertungsverfahren, Methodik und Studienergebnisse jederzeit bei internen und externen Prüfungen eingesehen werden können.[41]

Die ethische Pflicht jedes humanmedizinischen Wissenschaftlers besteht darin, etwaige Risiken angemessen und richtig zu beurteilen und auch die Gewissheit zu erlangen, dass sie bewältigbar sind. Bei völlig unbekannten Risikofaktoren ist der Forscher angehalten das Forschungsprojekt zu stoppen oder erst dann voran zu treiben, wenn zuverlässige Daten verfügbar sind. [42] Was bedeutet aber nun der Begriff angemessenes Risiko? Zuallererst müssen Forschungsexperimente am Menschen in Hinblick auf die wissenschaftliche Fragestellung methodisch alternativlos sein, dh dass aussagekräftige Ergebnisse weder im Tierversuch noch an Zellkulturen gewonnen werden können. Zudem muss durch eine adäquate Fallzahlberechnung bzw. durch ein korrekt geplantes Studiendesign ein optimaler wissenschaftlicher Erkenntnisgewinn angestrebt werden.[43]

2.1.8 Informed Consent: Aufgeklärte Einwilligung der Probanden

Im Gegensatz zu anderen wissenschaftlichen Disziplinen steht in der humanmedizinischen Forschung stets der Mensch als Forschungsobjekt im Mittel-

---

[38] *Graf von Kielmansegg*, Nutzen, Art des Nutzens, in *Lenk/Duttge/Fangerau* (Hrsg.), Handbuch Ethik und Recht der Forschung am Menschen (2014) 207 (207).

[39] *Europäische Kommission*, Europäische Charta für Forscher – Verhaltenskodex für die Einstellung von Forschern (2005) 14.

[40] *Hüppe/Raspe*, Mehr Nutzen als Schaden? Nutzen und Schadenspotenziale von Forschungsprojekten einer Medizinischen Fakultät – eine empirische Analyse, Ethik Med 2011, 107 (107).

[41] *Europäische Kommission*, Europäische Charta für Forscher – Verhaltenskodex für die Einstellung von Forschern (2005) 14.

[42] *Weltärztebund*, Handbuch der ärztlichen Ethik (2005) 82.

[43] *Heinrichs*, Medizinische Forschung am Menschen, in *Fuchs/Heinemann/Heinrichs/Hübner/Kipper/Rottländer/Runkel/Spranger/Vermeulen/Völker-Albert* (Hrsg.), Forschungsethik – Eine Einführung (2010) 56 (72).

punkt. Dabei ist insbesondere zu beachten, dass die Teilnahme an Studien stets freiwillig erfolgen muss. Hierbei stehen vor allem die Selbstbestimmung sowie das Wohlergehen des einzelnen Patienten im Vordergrund. Damit sind der Forschungsfreiheit des jeweiligen Wissenschaftlers in der klinischen Medizin auch klare Grenzen gesetzt. Der medizinische Forscher ist verpflichtet, sich nicht nur die Genehmigung für sein Projekt bei der dafür zuständigen Ethikkommission einzuholen und sein Forschungsvorhaben vor der Gesellschaft zu rechtfertigen, sondern seine ethische Pflicht besteht auch darin, die an einem Forschungsprojekt teilnehmenden Patienten in einer verständlichen und laienhaften Sprache über den Hintergrund, den Zweck und die damit verbundenen Ziele der Studie umfassend aufzuklären und die Einwilligung der Probanden, den sogenannten „Informed Consent" einzuholen.

Die Selbstbestimmung des Studienteilnehmers ist eine mit der Menschenwürde verbundene zentrale ethische Norm. Dieses wesentliche Kriterium ist nur dann gegeben, wenn der Proband das Ausmaß, die Bedeutung und das Wesen des Forschungsvorhabens versteht. Diese Selbstbestimmung beinhaltet auch das Recht der Versuchsperson ohne Angabe von Gründen jederzeit aus der Studie auszuscheiden. [44] Die Ablehnung der Teilnahme sowie das vorzeitige Ausscheiden aus einem Forschungsprojekt dürfen keine nachteiligen Folgen für die medizinische Betreuung der jeweiligen Personen haben.

Die Aufklärung über die Teilnahme an einer Studie sollte stets in schriftlicher als auch in mündlicher Form geschehen. Schriftliche Bögen zur Patienteninformation und Einwilligung in ein geplantes Forschungsprojekt enthalten oft nur die notwendige allgemeine Information. Individuelle Fragen der einzelnen Versuchspersonen können nur in einem persönlichen Gespräch hinreichend beantwortet werden.[45] Die zuständigen lokalen Ethikkommissionen verlangen vom jeweiligen Prüfarzt zumeist die Vorlage des Einwilligungsformulars, welches bei einem bestimmten Forschungsprojekt in der Praxis zur Anwendung kommt. In einigen Ländern sind diese Formulare so detailliert verfasst, dass sie über das Ziel, den Studienteilnehmer über das Forschungsvorhaben aufzuklären, hinausgehen.[46]

Aufklärung kann bei komplexen Versuchsanordnungen niemals vollständig sein. Sie kann sich immer nur dem Ideal der Vollständigkeit annähern.[47] Es ist

---

[44] *Knoepffler*, Forschung: Ethische Normen angesichts medizinischer Forschung am Menschen, Bundesgesundheitsbl – Gesundheitsforsch – Gesundheitsschutz 2008, 880 (881).

[45] *Heinrichs*, Medizinische Forschung am Menschen, in *Fuchs/Heinemann/Heinrichs/Hübner/Kipper/Rottländer/Runkel/Spranger/Vermeulen/Völker-Albert* (Hrsg.), Forschungsethik – Eine Einführung (2010) 56 (67).

[46] *Weltärztebund*, Handbuch der ärztlichen Ethik (2005) 82 f.

[47] *Knoepffler*, Forschung: Ethische Normen angesichts medizinischer Forschung am Menschen, Bundesgesundheitsbl – Gesundheitsforsch – Gesundheitsschutz 2008, 880 (882).

wünschenswert, dass sich die Informationsaufbereitung der mündlichen und schriftlichen Aufklärung ergänzen. Dabei ist es wichtig, das richtige Augenmaß zu bewahren. Die Informationen in den Aufklärungsmaterialien sollten weder zu oberflächlich noch mit umfangreicher medizinischer Fachterminologie verfasst sein. Erfahrungswerte zeigen, dass insbesondere statistische Aussagen und Beschreibungen für Studienteilnehmer schwer verständlich sind und unter Umständen zu Missverständnissen führen können.[48] Für Prüfärzte und Ethikkommissionen stellt sich daher in der Praxis die Frage, welche informativen Inhalte die schriftliche Patienteninformation und Einwilligungserklärung umfassen sollte. Unabhängig vom obligatorischen ärztlichen Aufklärungsgespräch sollte die Informationsvermittlung in den schriftlichen Aufklärungs- und Einwilligungsbögen m.E. folgende Fragestellungen für die Studienprobanden umfassend beantworten:

Was ist Sinn und Zweck des vorliegenden Forschungsprojektes? Was wird in der Studie genau untersucht? Wie läuft die klinische Studie ab? Wo wird das Forschungsprojekt durchgeführt? Wie viele Studienteilnehmer sind insgesamt geplant? Wie hoch ist der Zeitaufwand für die Probanden? Welche Maßnahmen werden ausschließlich aus Studiengründen durchgeführt? Worin liegt der Nutzen für Studienteilnehmer? Ist es auch möglich, dass durch die Teilnahme am Forschungsprojekt kein direkter Nutzen für die Gesundheit gezogen werden kann? Gibt es Risiken oder ist mit keinem Risiko zu rechnen? Können Beschwerden oder Begleiterscheinungen auftreten? Auf welche Art und Weise werden die im Rahmen der klinischen Studie durchgeführten Daten verwendet? Ist die Anonymisierung der Daten gewahrt? Ist eine Veröffentlichung der Studienergebnisse vorgesehen? Entstehen für die Studienteilnehmer Kosten? Gibt es für die Probanden einen Kostenersatz oder eine Vergütung?

Der Aufklärungs- und Einwilligungsbögen sollten nicht nur eine verständliche und umfangreiche Beantwortung dieser aufgeworfenen Fragen beinhalten, sondern es muss explizit auch darauf hingewiesen werden, dass Studienteilnehmer auch ohne Angaben von Gründen aus der Studie ausscheiden können, ohne dass ihnen dadurch etwaige Nachteile in der weiteren medizinischen Betreuung entstehen.[49] Zusätzlich sollte m.E. auch der Name sowie die Telefonnummer des jeweiligen Prüfarztes angeführt werden. Dies erscheint deshalb notwendig, da erfahrungsgemäß Fragen in Zusammenhang mit der Studie oftmals erst nach der schriftlichen Einwilligung in die Teilnahme auftreten. Empfehlenswert erscheint es auch den Namen sowie die Adresse der lokal zuständigen Patienten-

---

[48] *Heinrichs*, Dimensionen der Forschung, in *Fuchs/Heinemann/Heinrichs/Hübner/Kipper/Rottländer/Runkel/Spranger/Vermeulen/Völker-Albert* (Hrsg.), Forschungsethik – Eine Einführung (2010) 41 (68).

[49] *Weltärztebund*, Handbuch der ärztlichen Ethik (2005) 83.

und Pflegevertretung anzuführen. Diese ist zuständig für die Erteilung von Auskünften, die Aufklärung von etwaigen Missständen und die Behandlung von Beschwerden, die jeweils mit dem Aufenthalt eines Studienteilnehmers in einer Krankenanstalt im Zusammenhang stehen.

Die Einwilligungserklärung am Ende des Aufklärungsbogens sollte beinhalten, dass der Studienproband vom Prüfarzt verständlich und ausführlich über das Wesen, die Bedeutung und die Tragweite des Forschungsvorhabens sowie über mögliche Risiken und Belastungen der Studie aufgeklärt wurde. Mit seiner Unterschrift bestätigt der Proband schriftlich die Teilnahme am jeweiligen Forschungsprojekt. Diese informierte Einwilligung („Informed Consent") setzt die Einwilligungsfähigkeit der Versuchsperson voraus. Das Original muss vom jeweiligen Studienarzt aufbewahrt werden, der Studienproband erhält eine Kopie davon.

Um sicher zu stellen, dass das wissenschaftliche Experiment am Menschen auch die ethische Norm des Informed Consent erfüllt, sollten folgende Fragen von den Mitgliedern der unabhängigen Ethikkommissionen eindeutig mit „ja" beantwortet werden können:

Ist im vorliegenden Forschungsvorhaben die Freiwilligkeit der Probanden sichergestellt? Ist die Einwilligung in die klinische Studie ohne jeglichen Druck, dh auch nicht subtilen Druck durch gezielte Ausformulierungen im Informationsbogen, erreicht? Sind die Studienteilnehmer imstande die Aufklärung auch ohne jegliche medizinische Vorkenntnisse nachzuvollziehen und zu verstehen?[50]

Forschungsvorhaben ohne Patienteneinwilligung oder mit gezielter Falschinformation sind ethisch in jedem Fall unzulässig. In der Vergangenheit gibt es in der medizinischen Forschung immer wieder brisante Beispiele für das Fehlverhalten von Forschern bzw. Forschungseinrichtungen, welche aufzeigen, dass die ethische Norm der Selbstbestimmung der Studienteilnehmer in Form des Informed Consent eindeutig missachtet wurde und Patienten dadurch auch zu Schaden kamen. Eines dieser Beispiele ist die sogenannte Tuskegee-Syphilis-Studie[51], welche nach der Stadt Tuskegee im US-Bundesstaat Albama stattfand und auch der breiten Öffentlichkeit bekannt wurde.

In diesem sogenannten Tusgekee-Experiment wurden von 1932 bis 1972 ca. 200 mit Syphilis infizierte Versuchspersonen, welche zum großen Teil verarmt waren und weder lesen noch schreiben konnten, in die Studie eingeschleust. Obwohl bald nach Studienbeginn adäquate Therapiemöglichkeiten zur Verfü-

---

⁵⁰ *Knoepffler*, Forschung: Ethische Normen angesichts medizinischer Forschung am Menschen, Bundesgesundheitsbl – Gesundheitsforsch – Gesundheitsschutz 2008, 880 (882).

⁵¹ *Knoepffler*, Forschung: Ethische Normen angesichts medizinischer Forschung am Menschen, Bundesgesundheitsbl – Gesundheitsforsch – Gesundheitsschutz 2008, 880 (881).

gung standen, erhielten diese Patienten keine Therapie, um den Krankheitsverlauf und das klinische Bild dieser Grunderkrankung zu erforschen. An den Folgen der Syphilis starben nicht nur zahlreiche Studienprobanden, sondern auch viele Ehepartner und Kinder, welche in der Folge mit dieser Infektionskrankheit in Berührung kamen.[52] Dieses Experiment ist m.E. ein abschreckendes Beispiel von verantwortungsloser und menschenverachtender Durchführung einer klinischen Studie. Die bewusste Nichtinformation von Diagnose und therapeutischen Optionen hat in diesem Fall einen bitteren Nachgeschmack in der Medizingeschichte hinterlassen.

2.1.9 Verantwortung in der humanmedizinischen Forschung

In einer zunehmend komplexen und interdisziplinären Forschungslandschaft stellt sich die bedeutende Frage, welche Verantwortung dem einzelnen Wissenschaftler in der Humanmedizin zukommt. Zum einen wurde in dieser Arbeit auf die Verantwortung gegenüber der Gesellschaft bereits hingewiesen, zum anderen existiert daneben auch die Verantwortung gegenüber dem Einzelnen, nämlich dem Patienten bzw. Studienprobanden.[53] Zunehmende Handlungsmöglichkeiten in der Medizin sowie immer komplexer werdende wissenschaftliche Fragestellungen stellen in der täglichen Praxis eine zunehmende Herausforderung für den humanmedizinischen Wissenschaftler dar und erfordern den verantwortungsvollen Umgang mit ethischen und rechtlichen Normen. Dabei können auch Problemstellungen und Situationen auftreten, die es erfordern, eigenständige und verantwortungsvolle Entscheidungen und Handlungen zu treffen.

Die im Jahre 2005 erlassene Europäische Charter für Forscher [54] prägt den Begriff der Berufsverantwortung. In diesem Oberbegriff sind zahlreiche ethische Grundsätze zusammengefasst, welche ein Wissenschaftler im Rahmen seiner Forschungstätigkeit zu gewährleisten hat. Darunter fallen unter anderem die Verantwortung gegenüber der Gesellschaft, die Vermeidung von Plagiarismus jeglicher Art, sowie die Einhaltung des Grundsatzes des geistigen Eigentums. Zudem tragen die Forscher auch die Verantwortung dafür, dass Personen, welche sie mit Aufgaben im Rahmen ihrer Forschungstätigkeit betrauen, auch tatsächlich das Wissen und die entsprechenden Fähigkeiten besitzen, diese Tätig-

---

[52] *Knoepffler*, Forschung: Ethische Normen angesichts medizinischer Forschung am Menschen, Bundesgesundheitsbl – Gesundheitsforsch – Gesundheitsschutz 2008, 880 (881).

[53] *Houwaart/Baltes/Pavelka/Müller*, Forschungsethik – Verantwortung des Naturwissenschaftlers im interdisziplinären Dialog, in *Langanke/Erdmann/Robienski/Rudnik-Schönborn* (Hrsg.), Zufallsbefunde bei molekulargenetischen Untersuchungen (2015) 77 (79).

[54] *Europäische Kommission*, Europäische Charta für Forscher – Verhaltenskodex für die Einstellung von Forschern (2005).

keiten mit dem erforderlichen Maß an Sorgfalt durchzuführen.[55] Prinzipiell kann zwischen einer „internen Verantwortung" und einer „externen Verantwortung" des humanmedizinischen Forschers unterschieden werden. Die „interne Verantwortung" umfasst die Einhaltung spezifischer wissenschaftlicher Standards (z.B. Objektivität, Transparenz, Genauigkeit, Dokumentation etc.), während mit „externer Verantwortung" die Verantwortung des Forschers gegenüber den Versuchspersonen bzw. Betroffenen gemeint ist.[56]

Die Verantwortung in der klinischen Forschung umfasst in erster Linie die Verantwortung für die Inhalte der Forschungsarbeit. Gerade in der humanmedizinischen Wissenschaft können gezielte Fragestellungen sowie das Studiendesign weitreichende Konsequenzen in der Diagnostik und Therapie von Krankheitsbildern haben und damit für jeden einzelnen Patienten.[57] Jede Fragestellung und die daraus abgeleiteten Studienergebnisse müssen immer wieder auf das neue hinterfragt und durch bessere Studienprotokolle abgelöst werden.[58] Dabei kommt dem in der Humanforschung stehenden Arzt eine besondere Bedeutung dieser Verantwortung zu. Nicht selten ergibt sich nämlich eine Doppelrolle des Arztes, der zugleich auch Forscher ist. Es liegt in seiner Verantwortung, die miteinander oft schwer vereinbaren Zielsetzungen, nämlich auf der einen Seite das Wohl des einzelnen Patienten, und auf der anderen Seite den notwendigen Erkenntnisgewinn für zukünftige Patienten, zu vereinen.[59]

In dieser Frage ist die moralische Eigenverantwortung bzw. das moralische Urteil des einzelnen humanmedizinischen Wissenschaftlers gefragt. Dabei kommt der Prioritätensetzung eine entscheidende Rolle zu. In erster Linie gilt es zu hinterfragen, ob ein Wissenszuwachs unter Umständen zugunsten des Patientenwohles unterbleiben sollte.[60] Die moralische Eigenverantwortung des Forschers liegt in der Erkennung der Grenzen der medizinischen Wissenschaft. Dazu benötigt er in jedem Fall ein bestimmtes moralisches Reflexionsniveau,

---

[55] *Europäische Kommission*, Europäische Charta für Forscher – Verhaltenskodex für die Einstellung von Forschern (2005) 13.

[56] *Beier*, Verantwortung, in *Lenk/Duttge/Fangerau* (Hrsg.), Handbuch Ethik und Recht der Forschung am Menschen (2014) 287 (288).

[57] *Hasenfuß*, Verantwortung in der klinischen Forschung, in *Starck* (Hrsg.), Verantwortung der Wissenschaft (2005) 23 (35).

[58] *Hasenfuß*, Verantwortung in der klinischen Forschung, in *Starck* (Hrsg.), Verantwortung der Wissenschaft (2005) 23 (41).

[59] *Beier*, Verantwortung, in *Lenk/Duttge/Fangerau* (Hrsg.), Handbuch Ethik und Recht der Forschung am Menschen (2014) 287 (288).

[60] *Kröll*, Ethik und Recht der Forschung – Forschung zwischen Wissenschaftsfreiheit und Verantwortung, in *Resch/Wallner* (Hrsg.), Handbuch Medizinrecht (2011) 1061 (1072).

das ihm in der Einschätzung und im Umgang mit den eigenen Ergebnissen und den daraus zu erwartenden Konsequenzen unterstützt.[61]

Die Verantwortung der klinischen Forscher umfasst auch die Verantwortung zur Information. Die einzelnen wissenschaftlichen Fachgesellschaften und Forschungseinrichtungen in der Medizin sind in der Pflicht, qualitativ hochwertige Laieninformation über spezifische Öffentlichkeitsarbeit und über mögliche neue diagnostische und therapeutische Verfahren bzw. über neue wissenschaftliche Erkenntnisse weiterzugeben und zu verbreiten. Eine Unterlassung der Veröffentlichung von nachteiligen Studienergebnissen könnte dabei unter Umständen zu einer Falscheinschätzung des Nutzen-Risiko-Verhältnisses führen.[62] Auch die Europäische Charta für Forscher[63] widmet der Informationsweitergabe in der Forschungslandschaft ein Subkapitel im ersten Abschnitt. Es wird explizit darauf hingewiesen, dass insbesondere Forscher mit großer wissenschaftlicher Erfahrung Vorreiter in der Ergebnisverbreitung und –verwertung in einer breiten Öffentlichkeit sein sollten.[64]

Der in der humanmedizinischen Wissenschaft tätige Forscher ist maßgeblich an einer verantwortungsvollen Durchführung biomedizinischer Forschungsprojekte am Menschen beteiligt. Dabei ist er dem Nicht-Schadens-Prinzip verpflichtet.[65] In der alltäglichen Forschungspraxis zeigt sich, dass auch medizinische Einrichtungen, Organisationen oder Forschungsinstitutionen von dieser Verantwortungspflicht nicht ausgenommen werden können.[66]

2.1.10 Wissenschaftliche Integrität

Die medizinische Wissenschaft stellt unter den naturwissenschaftlichen Disziplinen keine exakte Wissenschaft dar. Es liegt im Wesen von biologischen Zusammenhängen, dass Beobachtungen bzw. die Erforschung von Zusammenhängen zwischen Gesundheit und Krankheit immer mit Wahrscheinlichkeiten be-

---

[61] *Prettenthaler*, Anmerkungen zur moralischen Eigenverantwortung des Forschers und zu angewandter Ethik als Beruf in den Sozial- und Wirtschaftswissenschaften, in *Neuhold/Pelzl* (Hrsg.), Ethik in Forschung und Technik (2011) 125 (126).

[62] *Hasenfuß*, Verantwortung in der klinischen Forschung, in *Starck* (Hrsg.), Verantwortung der Wissenschaft (2005) 23 (41 ff).

[63] *Europäische Kommission*, Europäische Charta für Forscher – Verhaltenskodex für die Einstellung von Forschern (2005).

[64] *Europäische Kommission*, Europäische Charta für Forscher – Verhaltenskodex für die Einstellung von Forschern (2005) 15.

[65] *Beier*, Verantwortung, in *Lenk/Duttge/Fangerau* (Hrsg.), Handbuch Ethik und Recht der Forschung am Menschen (2014) 287 (289).

[66] *Reitinger*, Moralische Verantwortung im wissenschaftlich-technischen Bereich – mehr als nur ein leerer Begriff?, in *Neuhold/Pelzl* (Hrsg.), Ethik in Forschung und Technik (2011) 91 (91).

haftet sind. Ursachen, Pathogenese, Diagnose, Therapie und Komplikationen von verschiedenen Krankheitsbildern sind selten gänzlich gesichert.

Der Humanmediziner ist in der Praxis häufig auch mit neuen Formen und atypischen Verlaufsfällen von Erkrankungen konfrontiert. Dies ist sowohl in der täglichen Routine als auch in der medizinischen Wissenschaft eine große Herausforderung, da einerseits atypische Verlaufsfälle von Krankheiten eventuell auf bereits etablierte Standardtherapien nicht ansprechen und andererseits diese besonderen Verlaufsformen zugleich auch wissenschaftlich beschrieben und dokumentiert werden müssen. Der Arzt befindet sich dabei im Spannungsfeld zwischen bereits gesichertem medizinischen Wissen und einem gewissen Maß an Unsicherheiten der biologischen Natur, welche sich nicht immer an das Lehrbuchwissen bzw. an aktuelle wissenschaftliche Erkenntnisse und Veröffentlichungen hält.

Dieser Unsicherheitsfaktor spiegelt sich auch in der Planung und Durchführung von klinischen Studien wider. Biologische Wahrscheinlichkeiten müssen in der statistischen Fallzahlberechnung einer aufgestellten Hypothese bzw. bei der Erforschung und Entwicklung neuer Therapieansätze berücksichtigt und mit einberechnet werden. Diese Unsicherheiten, welche letztlich auch in einem optimal angelegten und von einer unabhängigen Ethikkommission freigegebenen Studienprüfplan nie zur Gänze ausgeräumt werden können, beeinflussen auch die Auswertungen bzw. die Endergebnisse eines Forschungsprojektes und bestimmen letztendlich auch die unverzichtbaren ethischen Überlegungen und Aspekte in der humanmedizinischen Forschung.

Eine wesentliche ethische Forderung stellt m.E. dabei die wissenschaftliche Integrität dar. Der in der deutschen Sprache vielschichtig verwendete und komplexe Begriff „Integrität" leitet sich vom lateinischen Wort „Integritas" ab und bedeutet „Unversehrtheit, Unbescholtenheit". Mit der medizinethischen Forderung der „wissenschaftlichen Integrität" ist in der humanmedizinischen Wissenschaft in erster Linie die persönliche Integrität jedes einzelnen Forschers gemeint. Der humanmedizinische Forscher muss „integer" sein, dh er darf kein wissenschaftliches Fehlverhalten an den Tag legen, welches die Erkenntnisse seiner Forschungsprojekte verzerren bzw. möglicherweise der Gesellschaft auch einen Schaden zufügen könnte.

Letztendlich ist die wissenschaftliche Integrität eine moralische Grundhaltung jeder einzelnen Person, welche in der humanmedizinischen Forschung tätig ist. Sie setzt ein hohes Maß an Selbstdisziplin, Frustrationstoleranz, ethischer Selbstreflektion Eigenverantwortung sowie Unbestechlichkeit voraus und stellte eine Grundbedingung für gute Forschungsarbeit und den entsprechenden Ruf der Forschungslandschaft in unserer Gesellschaft dar. Das allgemeine Erkenntnisinteresse muss immer über den Eigeninteressen des Forschers stehen.

Nur so kann das entsprechende Vertrauen, welches integere Wissenschaftler oft genießen, aufrechterhalten werden.

Die Gesellschaft setzt auf das Vertrauen in die humanmedizinische Wissenschaft. Sie stellt öffentliche Gelder für Forschungsvorhaben zur Verfügung und erwartet gleichzeitig auch Ergebnisse, welche der Allgemeinheit zu Gute kommen. Durch wissenschaftliches Fehlverhalten von Forschern schwindet dieses Vertrauen in der öffentlichen Bevölkerung. Die Öffentlichkeit erwartet sich von einem Forscher besondere Tugenden, wie z.B. Uneigennützigkeit, Unbestechlichkeit und Seriosität, alles Attribute, welche der wissenschaftlichen Integrität zugeschrieben werden.[67]

Für viele Wissenschaftler scheint die wissenschaftliche Integrität selbstverständlich zu sein. Wie bereits in den vorhergehenden Kapiteln hingewiesen wurde, war das in der Medizingeschichte nicht immer der Fall. Zahlreiche Beispiele und mediale Tatsachenberichte der Vergangenheit zeigen auf, dass sich klinische Forschung bzw. humanmedizinische Experimente in einem Graubereich zwischen Ethik und Recht abgespielt haben.

Um inakzeptable wissenschaftliche Praktiken, welche an der wissenschaftlichen Integrität des Forschers in der Humanmedizin Zweifel aufkommen lassen, zu vermeiden, beinhaltet die Europäische Charta für Forscher[68] einen eigenen Grundsatz und Anforderungskatalog für die Einstellung von Forschern durch Arbeitgeber und Forschungsinstitutionen. Dieser Verhaltenskodex inkludiert klare Angaben über die Fähigkeiten und Eigenschaften eines Forschers, welche im Rahmen der Anstellung einer integeren Forschungspersönlichkeit zu berücksichtigen sind.

Demnach sollte im Einstellungs- und Auswahlverfahren eines Wissenschaftlers explizit darauf geachtet werden, dass der Forscher generell für die vakante Stelle befähigt ist und gleichzeitig über ein hohes Maß an Selbstständigkeit verfügt.[69] Zudem hat auch eine angemessene Überprüfung und Beurteilung der entsprechenden beruflichen und akademischen Qualifikationen zu erfolgen. Die Bewertung des Qualifikationsniveaus eines Forschers sollte sich in erster Linie auf die Fähigkeiten und Berufserfahrung der jeweils einzelnen Person und nicht auf den Ruf eine Forschungseinrichtung, in welcher bestimmte Qualifikationen

---

[67] *Urban*, Was bisher geschah: Schutz und Förderung wissenschaftlicher Redlichkeit, in *Frewer* (Hrsg.), Forschungsbetrug in der Medizin – Fakten, Analysen, Präventionsstrategien (2015) 103 (107).

[68] *Europäische Kommission*, Europäische Charta für Forscher – Verhaltenskodex für die Einstellung von Forschern (2005).

[69] *Europäische Kommission*, Europäische Charta für Forscher – Verhaltenskodex für die Einstellung von Forschern (2005) 27.

erlernt wurden, stützen.[70] Dieser Maßnahmenkatalog ist m.E. darauf abgestellt, dass in der zukünftigen Wissenschaftslandschaft in Europa zunehmend wissenschaftlich integere Persönlichkeiten mit guter fachlicher Qualifikation tätig werden.

Der Begriff der wissenschaftlichen Integrität im Rahmen der Forschungsethik umfasst auch Eigenschaften, welche als selbstverständlich gelten, aber m.E. dennoch in dieser Arbeit erwähnt werden sollten. Dazu gehören in erster Linie die Objektivität, die Ehrlichkeit, und die Offenheit innerhalb einer Forschungsgruppe und der Respekt für andere Menschen. Der Respekt für andere Menschen beinhaltet nicht nur die Begegnung und den Umgang mit Patienten bzw. Versuchspersonen eines klinischen Experimentes, sondern beinhaltet auch den Respekt gegenüber Kollegen und anderen Wissenschaftler bzw. deren Forschungsleistungen.[71]

Wissenschaftlich integeres Verhalten verlangt vom Forscher explizit die Wahrheit zu suchen. Dabei soll der gute Wille zur Wahrhaftigkeit seine Persönlichkeit prägen.[72] Dabei sind die Relevanz der Schlussfolgerungen einer Publikation, die Genauigkeit der erhobenen Daten sowie die Originalität einer klinischen Themenauswahl von wesentlich größerer Bedeutung, als das rasche Berichten und Veröffentlichen einer Vielzahl von Ergebnissen.[73] Dies setzt voraus, dass wissenschaftliches Fehlverhalten zu unterlassen ist und inakzeptable wissenschaftliche Praktiken, welche erkannt werden, umgehend zu korrigieren sind.[74] Kein einziger Wissenschaftler in der medizinischen Forschungslandschaft ist von Irrtum ausgeschlossen. Entscheidend ist dabei aber, dass der Irrtum mit gutem Willen zur Wahrhaftigkeit passiert ist und nicht in der Absicht, falsche Beurteilungen von Forschungsprojekten und Resultaten vorzutäuschen.[75]

---

[70] *Europäische Kommission*, Europäische Charta für Forscher – Verhaltenskodex für die Einstellung von Forschern (2005) 28 f.

[71] *Elger/Engel-Glatter*, Wissenschaftliche Integrität – Umgang mit Daten und Publikationsethik, MKG-Chirurg 2015, 83 (83).

[72] *Lüscher*, Qualität und Integrität bei der Erstellung und Veröffentlichung wissenschaftlicher Ergebnisse – Daten-Trimming, -manipulation, und (Auto-)Plagiate, Herz 2014, 551 (551).

[73] *Akademien der Wissenschaften Schweiz*, Wissenschaftliche Integrität – Grundsätze und Verfahrensregeln (2008) 10.

[74] *Österreichische Agentur für wissenschaftliche Integrität*, Richtlinien der Österreichischen Agentur für wissenschaftliche Integrität zur Guten Wissenschaftlichen Praxis (2016) 4.

[75] *Lüscher*, Qualität und Integrität bei der Erstellung und Veröffentlichung wissenschaftlicher Ergebnisse – Daten-Trimming, -manipulation, und (Auto-)Plagiate, Herz 2014, 551 (551).

In den Grundsätzen und Verfahrensregeln der Akademien der Wissenschaften Schweiz über wissenschaftliche Integrität[76] wird die intellektuelle Redlichkeit des Forschers als Grundvoraussetzung für einen nachhaltigen Diskurs zwischen wissenschaftlichem Fortschritt und Gesellschaft gesehen. Neue wissenschaftliche Erkenntnisse können in der Bevölkerung unter Umständen nicht nur Wohlbehagen sondern auch Angst und Skepsis auslösen. Demnach braucht es entsprechende Forscherpersönlichkeiten mit fachlicher Sachkunde und wissenschaftlicher Integrität, welche sich den ethischen Herausforderungen zwischen der wissenschaftlichen Kommune und der Öffentlichkeit stellen.[77]

Insbesondere eine transparente und ehrliche Kommunikation sind ein wesentlicher Bestandteil wissenschaftlicher Integrität in der Humanmedizin. Dabei geht es nicht nur um den Dialog zwischen Wissenschaft und Gesellschaft, sondern es geht in erster Linie auch um die Kommunikation innerhalb der wissenschaftlichen Society und zwischen Wissenschaftlern und Auftraggebern bzw. Förderern von Forschungsprojekten. Unparteilichkeit, Unabhängigkeit, die Fähigkeit sich fachlicher Kritik zu stellen und die Kunst der objektiven Argumentation bilden Tugenden der wissenschaftlichen Integrität ab.[78]

Der Wohlstand und die Entwicklung in unserer modernen westlichen Welt hängen im Wesentlichen von der Qualität und der Integrität unserer wissenschaftlichen Erkenntnisse und Forschungsprozesse ab. Die Förderung der wissenschaftlichen Integrität liegt in der Gesamtverantwortung unserer Gesellschaft. Es ist ein kontinuierlicher Prozess, welcher für die einzelnen an Forschung und Wissenschaft beteiligten Personen und Institutionen eine enorme Herausforderung darstellt.[79] Sowohl öffentliche als auch private Trägerorganisationen haben verbindliche Regeln aufzustellen, welche sicherstellen, dass wissenschaftliche Integrität dauerhaft gewährleistet ist und wissenschaftlichem Fehlverhalten vorgebeugt wird.[80]

Bereits in der Aus- und Weiterbildung von zukünftigem Forschungspersonal soll die Verpflichtung zur wissenschaftlichen Integrität verankert sein. Dies

---

[76] *Akademien der Wissenschaften Schweiz*, Wissenschaftliche Integrität – Grundsätze und Verfahrensregeln (2008).

[77] *Akademien der Wissenschaften Schweiz*, Wissenschaftliche Integrität – Grundsätze und Verfahrensregeln (2008) 9.

[78] *Österreichische Agentur für wissenschaftliche Integrität*, Richtlinien der Österreichischen Agentur für wissenschaftliche Integrität zur Guten Wissenschaftlichen Praxis (2016) 4.

[79] *Wissenschaftsrat*, Empfehlungen zu wissenschaftlicher Integrität – Positionspapier (2015) 6 f.

[80] *Österreichische Agentur für wissenschaftliche Integrität*, Richtlinien der Österreichischen Agentur für wissenschaftliche Integrität zur Guten Wissenschaftlichen Praxis (2016) 4.

umfasst sowohl die Weitergabe von Prinzipien der wissenschaftlichen Integrität an die zukünftige Forschergeneration als auch die Anwendung von geeigneten Maßnahmen zur Schaffung eines Arbeitsklimas an den entsprechenden Bildungseinrichtungen, welche bei den jeweils in der Lehre verantwortlichen Personen ein entsprechendes Bewusstsein für wissenschaftliche Integrität fördert.[81] Dieses umfassende ethische Bewusstsein für die Planung und Ausführung wissenschaftlicher Entscheidungen und Handlungen schließt in jedem Fall auch die Vermittlung und Anwendung ethischer Normen im Studium ein und umfasst die gesamte wissenschaftliche Ausbildung und Laufbahn eines Forschers.[82]

In der Praxis erscheint es daher unausweichlich, dass wissenschaftliche Forschungseinrichtungen in der Humanmedizin für ihre wissenschaftlichen Mitarbeiter Grundsätze und Regelwerke für eine gute wissenschaftliche Praxis bzw. für den Umgang mit verschiedenen Formen von wissenschaftlichem Fehlverhalten formulieren.[83] Standards guter wissenschaftlicher Praxis sollten im Forschungsalltag zur Anwendung kommen und die wissenschaftliche Integrität der einzelnen handelnden Personen bzw. Institutionen fördern.[84] Dabei ist m.E. aber auch zu berücksichtigen, dass die entsprechenden Rahmenbedingungen für medizinische Forschung an den einzelnen Einrichtungen vorhanden sind.

In den Grundsätzen und Verfahrensregeln der Akademien der Wissenschaften Schweiz über wissenschaftliche Integrität[85] wird die Förderung des wissenschaftlichen Nachwuchses als eine der Voraussetzungen für die Umsetzung der Grundsätze wissenschaftlicher Integrität genannt. Dabei besteht die Pflicht von Vorgesetzten in Forschungseinrichtungen darin, den mitarbeitenden jungen Nachwuchsforschern die notwendigen Mittel und die adäquate Infrastruktur zur Verfügung zu stellen und sie bei der Umsetzung der entsprechenden Forschungsprojekte mit Rat und Tat zu unterstützen.[86] Obwohl diese Forderung als selbstverständlich angenommen werden kann, sieht die gelebte Alltagspraxis in der oft hierarchisch aufgebauten medizinischen Forschungslandschaft m.E. oft gegenteilig aus. Jungforscher sind häufig auf sich alleine gestellt und werden

---

[81] *Akademien der Wissenschaften Schweiz*, Wissenschaftliche Integrität – Grundsätze und Verfahrensregeln (2008) 12.

[82] *Wissenschaftsrat*, Empfehlungen zu wissenschaftlicher Integrität – Positionspapier (2015) 7 f.

[83] *Akademien der Wissenschaften Schweiz*, Wissenschaftliche Integrität – Grundsätze und Verfahrensregeln (2008) 13.

[84] *Wissenschaftsrat*, Empfehlungen zu wissenschaftlicher Integrität – Positionspapier (2015) 8.

[85] *Akademien der Wissenschaften Schweiz*, Wissenschaftliche Integrität – Grundsätze und Verfahrensregeln (2008).

[86] *Akademien der Wissenschaften Schweiz*, Wissenschaftliche Integrität – Grundsätze und Verfahrensregeln (2008) 15.

von Forschern in höheren Positionen nicht eingeführt oder unterstützt. Zudem sind schlechte strukturelle Bedingungen und der Mangel an Forschungsgeldern keine Seltenheit.

In den Richtlinien der Österreichischen Agentur für wissenschaftliche Integrität zur guten wissenschaftlichen Praxis[87] wird explizit darauf hingewiesen, dass der Umgang mit Nachwuchswissenschaftlern verantwortungsbewusst und fair zu erfolgen hat.[88] Dabei ist auch zu berücksichtigen, dass Entscheidungsträger in medizinischen wissenschaftlichen Einrichtungen auch Vorbildfunktion haben und sich dieser Verantwortung auch bewusst sind.[89] Dies stellt eine Grundvoraussetzung zur Förderung wissenschaftlicher Integrität dar.

Die wissenschaftliche Integrität in der humanmedizinischen Forschung muss als hohes Gut angesehen werden. Sie ist nicht nur bloß eine ethische Grundhaltung oder Norm, die von allen wissenschaftlich tätigen Personen abverlangt wird, sondern sie stellt auch die Grundlage für das Ansehen und die Glaubwürdigkeit in die Forschung sowie das Verständnis und die Akzeptanz neuer Entwicklungen dar. Zunehmender Konkurrenz- und Zeitdruck in der Forschung am Menschen dürfen nicht zu inakzeptablen wissenschaftlichen Praktiken führen. Eine quantitative Steigerung wissenschaftlicher Publikationen erfordert nicht weniger die gleichzeitige Einhaltung qualitativer Normen und Standards in der wissenschaftlichen Praxis.

2.1.11 Good Scientific Practice

Zahlreiche Universitäten, Hochschulen und Forschungseinrichtungen geben ihren Mitarbeitern Mindeststandards für „Gute wissenschaftliche Praxis" vor bzw. nehmen dieses Regelwerk auch als Bestandteil von Arbeitsverträgen auf. An medizinischen Universitäten ist es auch von großer Bedeutung, dass bereits Studenten in dieses Regelwerk eingeführt werden und ihnen vermittelt wird, wie sauberes wissenschaftliches Arbeiten in der Praxis umgesetzt werden kann.

Die Richtlinien der Österreichischen Agentur für wissenschaftliche Integrität zur guten wissenschaftlichen Praxis[90] weisen im Zusammenhang mit der Vermittlung und Umsetzung der Standards guter wissenschaftlicher Praxis auf die

---

[87] *Österreichische Agentur für wissenschaftliche Integrität*, Richtlinien der Österreichischen Agentur für wissenschaftliche Integrität zur Guten Wissenschaftlichen Praxis (2016).

[88] *Österreichische Agentur für wissenschaftliche Integrität*, Richtlinien der Österreichischen Agentur für wissenschaftliche Integrität zur Guten Wissenschaftlichen Praxis (2016) 4.

[89] *Akademien der Wissenschaften Schweiz*, Wissenschaftliche Integrität – Grundsätze und Verfahrensregeln (2008) 15.

[90] *Österreichische Agentur für wissenschaftliche Integrität*, Richtlinien der Österreichischen Agentur für wissenschaftliche Integrität zur Guten Wissenschaftlichen Praxis (2016).

Verantwortlichkeit des Leiters der jeweiligen Trägerorganisation bzw. Organisationseinheit hin. Dieser hat durch angemessene und organisatorische Maßnahmen zu gewährleisten, dass Standards guter wissenschaftlicher Praxis entsprechend durchgesetzt und etwaige Zweifel klar festgeschrieben und kommuniziert werden. Dazu gehören auch die eindeutige Festlegung und Zuordnung von Verantwortlichkeiten und Aufsichtspflichten.[91]

Good Scientific Practice Regelungen sind integraler Bestandteil wissenschaftsethischer Prinzipien innerhalb der Scientific Community und werden disziplinarisch als Lege artis interpretiert. Sie dienen als objektiver Maßstab zur Bewertung für methodisch einwandfreies wissenschaftliches Arbeiten und sollten gleichzeitig die wissenschaftliche Transparenz gewähren und den Missbrauch von Forschungsergebnissen und –leistungen verhindern.[92] Lege artis zu arbeiten, bedeutet in erster Linie, die im Rahmen von Forschungsprojekten und –arbeiten vorgegebenen rechtlichen Normen sowie ethischen Prinzipien entsprechend dem aktuellen Stand der Erkenntnisse in der jeweiligen wissenschaftlichen Disziplin auszuführen.

Das Regelwerk guter wissenschaftlicher Praxis sollte demnach für die einzelnen Disziplinen in der Forschung spezifiziert werden und insbesondere allgemein gültige Grundprinzipien wie z.B. die Gewinnung, Analyse, Weiterverarbeitung und Gewährleistung der Nachvollziehbarkeit von wissenschaftlichen Daten, die Dokumentation und konsequent kritische Hinterfragung und Selbstkontrolle aller Forschungsergebnisse, die Wahrung strikter Ehrlichkeit in Bezug auf Vorarbeiten und Beiträgen von Vorgängern, Kollegen, Konkurrenten und Partnern, den Umgang und die Betreuung von Nachwuchsforschern, die Aufbewahrung und die Sicherung von Primärdaten, Publikationen von Forschungsergebnissen, Zitierungen sowie die Vergabe von Autorenschaften im Rahmen von wissenschaftlichen Veröffentlichungen umfassen.[93, 94]

Neben diesen Grundprinzipien korrekter wissenschaftlicher Forschungsarbeit verweisen gegenwärtige Good Scientific Practice Regelungen häufig auch auf Good Laboratory Practice, Good Clinical Practice sowie auf unterschiedliche

---

[91] *Österreichische Agentur für wissenschaftliche Integrität*, Richtlinien der Österreichischen Agentur für wissenschaftliche Integrität zur Guten Wissenschaftlichen Praxis (2016) 4.

[92] *Grimm*, Forschungskontrolle im Spannungsfeld zwischen wissenschaftlicher Qualität und Wissenschaftsfreiheit aus Sicht der Medizinischen Universitäten, in *Körtner/Kopetzki/Druml* (Hrsg.), Ethik und Recht in der Humanforschung (2010) 177 (183).

[93] *Urban*, Sicherung guter wissenschaftlicher Praxis, in *Frewer* (Hrsg.), Forschungsbetrug in der Medizin – Fakten, Analysen, Präventionsstrategien (2015) 199 (200).

[94] *Grimm*, Forschungskontrolle im Spannungsfeld zwischen wissenschaftlicher Qualität und Wissenschaftsfreiheit aus Sicht der Medizinischen Universitäten, in *Körtner/Kopetzki/Druml* (Hrsg.), Ethik und Recht in der Humanforschung (2010) 177 (186).

Kommissionen (z.B. Tierversuchskommission, Ethikkommission etc.), enthalten häufig auch festgelegte Verfahrensregeln zum Umgang mit wissenschaftlichem Fehlverhalten oder z.T. auch Regelungen zur Rücknahme von wissenschaftlichen Veröffentlichungen, welche sich im Nachhinein als wissenschaftlicher Irrtum herausgestellt haben.[95] Ein gutes Praxisbeispiel für die Etablierung von verbindlichen Richtlinien zur Good Scientific Practice weist die Medizinische Universität Wien auf. Die ersten verbindlichen Richtlinien wurden vom damaligen Fakultätskollegium bereits im Jahre 2001 beschlossen. Aufgrund einer zunehmenden Tendenz von Streitfällen über Autorenschaften, Vorwürfen von mangelnder wissenschaftlicher Integrität, sowie Interessenskonflikten, wurden diese Richtlinien überarbeitet und aktualisiert.[96] In dieser aktuellen Richtlinie sind daher auch Verweise auf die Themenbereiche Autorenschaften im Rahmen von Publikationen, wissenschaftliches Fehlverhalten („Scientific Misconduct"), Zusammenarbeit mit der Industrie und Interessenskonflikte („Conflicts of Interest") integriert.[97] Regelungen zur Offenlegung von finanziellen, politischen oder anderen Interessenskonflikten sowie Vorgaben zu wissenschaftlichen Kooperationen mit der Industrie sind in den letzten Jahren zunehmend Gegenstand von Good Scientific Practice Richtlinien. Damit soll sichergestellt werden, dass Interessenskollisionen im Rahmen von Nebenbeschäftigungen, welche Überschneidungen zwischen der medizinisch wissenschaftlichen Forschungsarbeit und den außerdienstlichen Tätigkeiten aufweisen könnten, ausgeschlossen sind.[98]

Wie bereits erwähnt, ist die exakte Protokollierung und zuverlässige Dokumentation von Forschungsergebnissen ein wichtiger Grundsatz guter wissenschaftlicher Praxis. In diesem Zusammenhang muss in jedem Fall sichergestellt werden, dass sämtliche Untersuchungsanordnungen für Dritte nachvollziehbar sind und die Wiederholbarkeit von Forschungsexperimenten gewährleistet ist.[99] Studienprotokolle, etwaige Ergänzungen oder Abänderungen, Originaldaten sowie Unterlagen über Untersuchungen und Befunde sind innerhalb der für das

---

[95] *Grimm*, Forschungskontrolle im Spannungsfeld zwischen wissenschaftlicher Qualität und Wissenschaftsfreiheit aus Sicht der Medizinischen Universitäten, in *Körtner/Kopetzki/Druml* (Hrsg.), Ethik und Recht in der Humanforschung (2010) 177 (187).

[96] *Medizinische Universität Wien*, Good Scientific Practice – Ethik in Wissenschaft und Forschung – Richtlinien der Medizinischen Universität Wien (2013).

[97] *Medizinische Universität Wien*, Good Scientific Practice – Ethik in Wissenschaft und Forschung – Richtlinien der Medizinischen Universität Wien (2013) 19 ff.

[98] *Grimm*, Forschungskontrolle im Spannungsfeld zwischen wissenschaftlicher Qualität und Wissenschaftsfreiheit aus Sicht der Medizinischen Universitäten, in *Körtner/Kopetzki/Druml* (Hrsg.), Ethik und Recht in der Humanforschung (2010) 177 (188).

[99] *Österreichische Agentur für wissenschaftliche Integrität*, Richtlinien der Österreichischen Agentur für wissenschaftliche Integrität zur Guten Wissenschaftlichen Praxis (2016) 8.

jeweilige Forschungsprojekt hauptverantwortlichen wissenschaftlichen Einrichtung sicher aufzubewahren. Außerhalb der eigenen Institution aufbewahrte Daten müssen so archiviert werden, dass sie jederzeit auffindbar und nachvollziehbar sind.[100] In gleicher Weise müssen auch alle Informationen über die praktizierte Methodik der Datengewinnung sowie über tatsächlich angewandte Qualitätsmaßnahmen aufbewahrt werden. Alle im Rahmen eines Forschungsprojektes erhobenen Daten und Ergebnisse müssen auf haltbaren und gesicherten Datenträgern archiviert werden.[101] Der Verlust oder eine etwaige Manipulation von Forschungsergebnissen müssen auf diese Weise ausgeschlossen werden.

Wesentlich erscheint auch die Dokumentation des Projektplanes eines Forschungsvorhabens. Unabhängig von der Art der jeweiligen Studie (z.B. retrospektiv, prospektiv, epidemiologisch) ist jedes klinisch wissenschaftliche Projekt durch ein Studienprotokoll zu dokumentieren.[102] Aus den schriftlichen Aufzeichnungen muss eindeutig hervorgehen, wer die für das Projekt verantwortlichen Personen sind und welche spezifischen Rollen sie einnehmen. Wesentlich erscheint hierbei auch exakt festzuhalten, welche am Forschungsvorhaben beteiligten Personen zu welchen Daten während der Durchführung des Projektes Zugang haben und für welche Mitarbeiter auch nach Abschluss eines Projektes der Zugang aufrechterhalten wird. Zudem sollten auch genaue Angaben über die Finanzierung und mögliche Quellen der Finanzierung abgebildet werden.[103] Die exakte Definition der Rollen der einzelnen Personen sowie die Nachvollziehbarkeit des Forschungsplanes sind m.E. wesentliche Voraussetzungen für das Gelingen eines Projektes und müssen in jedem Fall bereits in der Planungsphase berücksichtigt werden.

Wissenschaftliche Ergebnisse sind ein Produkt, welches aus einer Vielzahl von einzelnen Planungsprozessen und Arbeitsschritten hervorgeht. In den öffentlichen Medien wurde in den vergangenen Jahren wissenschaftliches Fehlverhalten immer wieder auch in den Zusammenhang mit dem Verschwinden von Originaldaten gebracht. Daher wecken Dokumentationslücken der Durchführung eines Forschungsprojektes bzw. das Verschwinden von Primärdaten immer wieder auch den Verdacht von unredlichem wissenschaftlichem Verhalten und

---

[100] *Medizinische Universität Graz*, Standards für gute wissenschaftliche Praxis und Ombudsstelle an der Medizinischen Universität Graz (2012) 2.

[101] *Medizinische Universität Wien*, Good Scientific Practice – Ethik in Wissenschaft und Forschung – Richtlinien der Medizinischen Universität Wien (2013) 17.

[102] *Medizinische Universität Wien*, Good Scientific Practice – Ethik in Wissenschaft und Forschung – Richtlinien der Medizinischen Universität Wien (2013) 10.

[103] *Akademien der Wissenschaften Schweiz*, Wissenschaftliche Integrität – Grundsätze und Verfahrensregeln (2008) 16.

verstoßen in jeglicher Weise gegen die Grundregeln wissenschaftlicher Sorgfalt.[104]

Klare Regelungen bezüglich wissenschaftlicher Veröffentlichungen und Autorenschaften im Rahmen von Publikationen stellen ebenfalls eine Grundvoraussetzung für gute wissenschaftliche Praxis dar. Verfasser von wissenschaftlichen Beiträgen tragen die Verantwortung für die Darstellung und den Inhalt ihrer Forschungsarbeit stets gemeinsam. Daraus ergibt sich auch, dass eine Person nur dann als Autor auf einer wissenschaftlichen Publikation aufscheinen darf, wenn sie auch einen wesentlichen Beitrag zur Veröffentlichung einer bestimmten Arbeit beigetragen hat.[105] Sogenannte „Ehrenautorenschaften", dh Autorenschaften, welche nur aus etwaigen Prestigegründen oder gegenseitigen Abkommen und Versprechungen vergeben werden, sind grundsätzlich unzulässig und müssen in jedem Fall vermieden werden.[106,107]

Die Autorenschaft einer wissenschaftlichen Arbeit ist an einen substantiellen intellektuellen als auch praktischen Beitrag eines Forschungsprojektes gebunden.[108] Jeder Autor sowie jeder Koautor haben die Pflicht und das Recht, ein zur Veröffentlichung vorgesehenes Manuskript vor der Publikation kritisch zu lesen und etwaige Korrekturen anzuführen.[109] Grundsätzlich wird empfohlen, die Reihung der Autoren und die Besetzung des Erstautors, des Letztautors und des korrespondierenden Autors bereits im Studienprotokoll exakt festzulegen, um nachfolgende Streitigkeiten über Autorenschaften zu vermeiden. Änderungen sollten demnach nur mehr mit dem schriftlichen Einverständnis aller Autoren möglich sein.[110]

Eine Person gilt nur dann als Autor, wenn sie einen wesentlichen Beitrag zum Studiendesign, zur Erfassung, Analyse und Interpretation der Studiendaten, und zur Ausformulierung und kritischen Reflexion hinsichtlich intellektueller Inhal-

---

[104] *Urban*, Sicherung guter wissenschaftlicher Praxis, in *Frewer* (Hrsg.), Forschungsbetrug in der Medizin – Fakten, Analysen, Präventionsstrategien (2015) 199 (208 f).

[105] *Urban*, Sicherung guter wissenschaftlicher Praxis, in *Frewer* (Hrsg.), Forschungsbetrug in der Medizin – Fakten, Analysen, Präventionsstrategien (2015) 199 (218).

[106] *Grimm*, Forschungskontrolle im Spannungsfeld zwischen wissenschaftlicher Qualität und Wissenschaftsfreiheit aus Sicht der Medizinischen Universitäten, in *Körtner/Kopetzki/Druml* (Hrsg.), Ethik und Recht in der Humanforschung (2010) 177 (186 f).

[107] *Urban*, Sicherung guter wissenschaftlicher Praxis, in *Frewer* (Hrsg.), Forschungsbetrug in der Medizin – Fakten, Analysen, Präventionsstrategien (2015) 199 (218).

[108] *Medizinische Universität Wien*, Good Scientific Practice – Ethik in Wissenschaft und Forschung – Richtlinien der Medizinischen Universität Wien (2013) 20.

[109] *Medizinische Universität Graz*, Standards für gute wissenschaftliche Praxis und Ombudsstelle an der Medizinischen Universität Graz (2012) 3.

[110] *Medizinische Universität Wien*, Good Scientific Practice – Ethik in Wissenschaft und Forschung – Richtlinien der Medizinischen Universität Wien (2013) 20.

te der Arbeit leistet und auch die endgültige Version des zur Veröffentlichung vorgesehenen Manuskriptes freigibt. Andere Tätigkeiten, welche zum Entstehen der Arbeit wesentlich beigetragen haben, aber die Kriterien einer Autorenschaft nicht erfüllen (z.B. technischer Support, Unterstützung beim „Medical Writing", materielle oder finanzielle Abhilfe, bloßes Korrekturlesen ohne inhaltliche Mitgestaltung des Manuskriptes etc.) sollten nur im Subkapitel Danksagung („Acknowledgements") erwähnt werden.[111]

In den Richtlinien der Österreichischen Agentur für wissenschaftliche Integrität zur Guten wissenschaftlichen Praxis[112] wird explizit darauf hingewiesen, dass jeder Wissenschaftler sein Einverständnis für die Nennung einer Koautorenschaft im Rahmen einer Veröffentlichung geben muss. Werden Forscher ohne ihr Einverständnis auf einer Publikation erwähnt und sehen sich die betroffenen Wissenschaftler nachträglich außerstande, die entsprechende Koautorenschaft zu bestätigen, so wird erwartet, dass sie bei den für die Veröffentlichung hauptverantwortlichen Personen bzw. dem Herausgeber des entsprechenden wissenschaftlichen Journals ausdrücklich darauf hinarbeiten, dass eine Veröffentlichung unter ihrem Namen nicht stattfindet.[113]

Die Reihenfolge der Autorenschaften orientiert sich nach dem jeweiligen Beitrag des einzelnen Forschers an der Entstehung der Publikation.[114] Grundsätzlich sollte die Auflistung und Reihung der jeweiligen Autorenschaften eine gemeinsame faire Entscheidung von allen Autoren darstellen.[115] Die Position des Erstautors steht demnach jenem Forscher zu, der in den Bereichen des Studiendesigns, des intellektuellen Inhaltes des Forschungsprojektes bzw. der Erfassung, Aufbereitung und Verarbeitung der wissenschaftlichen Daten den größten Beitrag geleistet hat. Eine etwaige Teilung dieser Erstautorenschaft ist nur dann erlaubt, wenn der Erst- und der Zweitautor in äquivalentem Maße zur Entstehung der Arbeit beigetragen haben.[116]

---

[111] *Medizinische Universität Graz*, Standards für gute wissenschaftliche Praxis und Ombudsstelle an der Medizinischen Universität Graz (2012) 3.

[112] *Österreichische Agentur für wissenschaftliche Integrität*, Richtlinien der Österreichischen Agentur für wissenschaftliche Integrität zur Guten Wissenschaftlichen Praxis (2016).

[113] *Österreichische Agentur für wissenschaftliche Integrität*, Richtlinien der Österreichischen Agentur für wissenschaftliche Integrität zur Guten Wissenschaftlichen Praxis (2016) 16.

[114] *Grimm*, Forschungskontrolle im Spannungsfeld zwischen wissenschaftlicher Qualität und Wissenschaftsfreiheit aus Sicht der Medizinischen Universitäten, in *Körtner/Kopetzki/Druml* (Hrsg.), Ethik und Recht in der Humanforschung (2010) 177 (187).

[115] *Medizinische Universität Graz*, Standards für gute wissenschaftliche Praxis und Ombudsstelle an der Medizinischen Universität Graz (2012) 3.

[116] *Medizinische Universität Wien*, Good Scientific Practice – Ethik in Wissenschaft und Forschung – Richtlinien der Medizinischen Universität Wien (2013) 20.

Insbesondere dem Erst- und dem Letztautor kommt innerhalb der Autorenreihenfolge in jedem Fall eine höhere Verantwortung im Vergleich zu den übrigen Mitautoren zu.[117] Die Autorenschaft des Studienleiters, welcher zumeist einen Großteil der konzeptionellen und intellektuellen Arbeit an der Publikation beisteuert, wird zumeist in der Letztautorenschaft ausgedrückt. Oftmals übernimmt der Projektleiter zugleich auch die Funktion des korrespondierenden Autors, welcher die Aufgabe hat, den gesamten Schriftverkehr mit dem zur Veröffentlichung vorgesehenen Journal durchzuführen und auch etwaige Anfragen nach einer Publikation beantwortet.[118]

Bei großen multizentrischen Forschungsarbeiten sollten Einzelpersonen benannt werden, welche die Voraussetzungen für eine Autorenschaft erfüllen und die direkte Verantwortung für die Erstellung des Manuskriptes übernommen haben.[119] Im Rahmen solcher multizentrischer Kooperationsvorhaben wird empfohlen, die wichtigsten Einzelpersonen und Positionen der Autorenreihung ebenfalls bereits im Vorfeld der Projektplanung zu definieren.[120]

Die Publikation einer wissenschaftlichen Arbeit ist das Medium, mit dem humanmedizinische Forscher in der Öffentlichkeit neue Erkenntnisse vermitteln und bis zu einem gewissen Grad auch Rechenschaft über ihr Forschungsexperiment ablegen.[121] Die Methoden, das eingesetzte Material und die Studienergebnisse müssen so detailliert dargestellt werden, dass sie der durchschnittliche Leser versteht und in weiterer Folge die Versuchsanordnung auch nachvollziehen und reproduzieren kann.[122]

Zu den Standards guter wissenschaftlicher Praxis gehört in erster Linie auch der transparente und korrekte Umgang mit Texten, Ideen und sonstigen Quellen, die von anderen Autoren bzw. Wissenschaftsgruppen stammen. Dabei ist es wichtig, die entsprechenden Zitierregeln zu beachten und Plagiate zu unterlas-

---

[117] *Eser*, Die Sicherung von „Good Scientific Practice" und die Sanktionierung von Fehlverhalten, in *Lippert/Eisenmenger* (Hrsg.), Forschung am Menschen – Der Schutz des Menschen – die Freiheit des Forschers (1999) 123 (132).

[118] *Medizinische Universität Wien*, Good Scientific Practice – Ethik in Wissenschaft und Forschung – Richtlinien der Medizinischen Universität Wien (2013) 20.

[119] *Medizinische Universität Graz*, Standards für gute wissenschaftliche Praxis und Ombudsstelle an der Medizinischen Universität Graz (2012) 3.

[120] *Medizinische Universität Wien*, Good Scientific Practice – Ethik in Wissenschaft und Forschung – Richtlinien der Medizinischen Universität Wien (2013) 20.

[121] *Akademien der Wissenschaften Schweiz*, Wissenschaftliche Integrität – Grundsätze und Verfahrensregeln (2008) 18.

[122] *Medizinische Universität Graz*, Standards für gute wissenschaftliche Praxis und Ombudsstelle an der Medizinischen Universität Graz (2012) 3.

sen.[123] Demnach müssen sämtliche frühere eigene als auch von anderen Personen stammende Arbeiten als solche unmissverständlich und vollständig korrekt zitiert werden.[124] In den Richtlinien der Österreichischen Agentur für wissenschaftliche Integrität zur guten wissenschaftlichen Praxis[125] wird gesondert darauf hingewiesen, dass das erneute Publizieren eines von einem wissenschaftlichen Autor bereits veröffentlichten Textes ohne einen Verweis auf die frühere Publikation zu unterlassen ist.[126]

Laut den veröffentlichten Grundsätzen und Verfahrensregeln der Akademien der Wissenschaften Schweiz[127] sind im Rahmen von wissenschaftlichen Publikationen folgende zwei Grundsatzregeln einzuhalten: Die Studienergebnisse sind objektiv und vollständig darzustellen und die Aufteilung der Forschungsergebnisse auf mehrere separierte Publikationen mit dem Ziel der quantitativen Steigerung der Publikationstitel sind zu unterlassen.[128] Die Veröffentlichung von fragmentierten Daten im Sinne von sogenannten „Salami Publications" ist ebenso unzulässig wie die Publikation von unvollständigen oder vorläufigen Datensätzen. Ebenso muss darauf geachtet werden, dass Doppelpublikationen jeglicher Art nicht erlaubt sind.[129]

Das wissenschaftliche Journal, welches zur Veröffentlichung eines einreichfertigen Manuskriptes vorgesehen ist, sollte in der jeweiligen Autorenrichtlinie erkennen lassen, dass in Hinblick auf die Autorenschaften und die Originalität der Arbeit die Grundregeln guter wissenschaftlicher Praxis als Voraussetzung gelten.[130] Dabei muss grundsätzlich auch darauf hingewiesen werden, dass Forscher, welche als Gutachter an Peer-Review Verfahren für die jeweilige Zeitschrift tätig sind, sich weder Ideen aus dem eingereichten Material abkupfern

---

[123] *Österreichische Agentur für wissenschaftliche Integrität*, Richtlinien der Österreichischen Agentur für wissenschaftliche Integrität zur Guten Wissenschaftlichen Praxis (2016) 8.

[124] *Medizinische Universität Graz*, Standards für gute wissenschaftliche Praxis und Ombudsstelle an der Medizinischen Universität Graz (2012) 3.

[125] *Österreichische Agentur für wissenschaftliche Integrität*, Richtlinien der Österreichischen Agentur für wissenschaftliche Integrität zur Guten Wissenschaftlichen Praxis (2016).

[126] *Österreichische Agentur für wissenschaftliche Integrität*, Richtlinien der Österreichischen Agentur für wissenschaftliche Integrität zur Guten Wissenschaftlichen Praxis (2016) 8.

[127] *Akademien der Wissenschaften Schweiz*, Wissenschaftliche Integrität – Grundsätze und Verfahrensregeln (2008).

[128] *Akademien der Wissenschaften Schweiz*, Wissenschaftliche Integrität – Grundsätze und Verfahrensregeln (2008) 18.

[129] *Medizinische Universität Wien*, Good Scientific Practice – Ethik in Wissenschaft und Forschung – Richtlinien der Medizinischen Universität Wien (2013) 19.

[130] *Urban*, Sicherung guter wissenschaftlicher Praxis, in *Frewer* (Hrsg.), Forschungsbetrug in der Medizin – Fakten, Analysen, Präventionsstrategien (2015) 199 (218).

noch das Wissen aus dem Manuskript für sich selbst in Verwendung bringen dürfen.[131] Gutachter von wissenschaftlichen medizinischen Fachzeitschriften sind ebenso dazu verpflichtet, sämtliche von Autoren eingereichten Materialien vertraulich zu behandeln und alle Quellen potentieller Interessenskonflikte oder Befangenheit offenzulegen.[132, 133] Dies betrifft die vollständige Offenlegung sämtlicher potentieller Interessenskonflikte der an der Arbeit beteiligten Autoren bzw. Koautoren.[134]

Als potentielle Interessenskonflikte gelten insbesondere Referenten-, Gutachter- und/oder Beratertätigkeit für Unternehmen, die Mitarbeit in wissenschaftlichen Expertenkreisen biotechnischer, pharmazeutischer oder medizintechnischer Betriebe, Patentrechte auf Medizinprodukte oder Arzneimittel, oder auch die finanzielle Abgeltung für die Leistungserbringung für medizintechnische, biotechnische oder pharmazeutische Unternehmen.[135] Eine transparente Offenlegung der Finanzierung von wissenschaftlichen Studienprojekten setzt voraus, dass Institutionen und Personen, welche durch Geld- und/oder Sachzuwendungen die jeweiligen Projekte unterstützt haben, genannt werden.[136]

Good Scientific Practice Richtlinien von zahlreichen humanmedizinischen wissenschaftlichen Einrichtungen und Institutionen beinhalten häufig nicht nur Regeln für wissenschaftliche Integrität, sondern definieren auch den Begriff des wissenschaftlichen Fehlverhaltens („Scientific Misconduct") und geben Verfahrensweisen und Konsequenzen bei Vorliegen von Betrug in der Wissenschaft vor.

In den letzten Jahren ist eine deutliche Zunahme des Interesses an der kommerziellen Nutzung von wissenschaftlichen Studienresultaten zu verzeichnen. Diese Tatsache birgt die Gefahr in sich, dass das Regelwerk guter wissenschaft-

---

[131] *Medizinische Universität Graz*, Standards für gute wissenschaftliche Praxis und Ombudsstelle an der Medizinischen Universität Graz (2012) 4.

[132] *Urban*, Sicherung guter wissenschaftlicher Praxis, in *Frewer* (Hrsg.), Forschungsbetrug in der Medizin – Fakten, Analysen, Präventionsstrategien (2015) 199 (218).

[133] *Medizinische Universität Graz*, Standards für gute wissenschaftliche Praxis und Ombudsstelle an der Medizinischen Universität Graz (2012) 4.

[134] *Österreichische Agentur für wissenschaftliche Integrität*, Richtlinien der Österreichischen Agentur für wissenschaftliche Integrität zur Guten Wissenschaftlichen Praxis (2016) 12.

[135] *Medizinische Universität Wien*, Good Scientific Practice – Ethik in Wissenschaft und Forschung – Richtlinien der Medizinischen Universität Wien (2013) 24.

[136] *Österreichische Agentur für wissenschaftliche Integrität*, Richtlinien der Österreichischen Agentur für wissenschaftliche Integrität zur Guten Wissenschaftlichen Praxis (2016) 12.

licher Praxis nicht eingehalten oder sogar bewusst missachtet wird.[137] Das wirft m.E. zugleich auch folgende Fragestellungen auf: Wann liegt tatsächlich wissenschaftliches Fehlverhalten vor? Gibt es einen Graubereich zwischen guter wissenschaftlicher Praxis und tatsächlichem wissenschaftlichen Fehlverhalten oder Betrug? Welche Umstände machen das wissenschaftliche Fehlverhalten zum Fehlverhalten?

In den Richtlinien der Österreichischen Agentur für wissenschaftliche Integrität zur guten wissenschaftlichen Praxis[138] wird der Begriff des wissenschaftlichen Fehlverhaltens klar definiert. Demnach liegt wissenschaftliches Fehlverhalten dann vor, wenn wissentlich, vorsätzlich oder grob fahrlässig die Standards guter wissenschaftlicher Praxis nicht eingehalten werden. Wissentlich handelt diejenige Person, die den Verstoß gegen das Regelwerk nicht nur für möglich hält, sondern sich gewiss ist, dass der Verstoß tatsächlich stattfindet. Vorsätzlich handelt diejenige Person, die in der wissenschaftlichen Praxis einen Verstoß gegen die vorgeschriebenen Standards guter wissenschaftlicher Praxis für möglich hält und sich gleichzeitig damit abfindet. Grobe Fahrlässigkeit liegt dann vor, wenn der konkrete Forscher eine auffallende Sorglosigkeit aufweist, welche nur bei besonders nachlässigen bzw. leichtsinnigen Personen vorkommt und dazu führt, dass das hohe Ausmaß der Verletzung der Standards guter wissenschaftlicher Praxis nicht erkannt wird.[139] Als objektiver Maßstab können hierfür in jedem Fall die Sorgfaltsregeln (Good Scientific Practice) herangezogen werden.

Eine Mitverantwortung für wissenschaftliches Fehlverhalten kann sich insbesondere dann ergeben, wenn z.B. die Aufsichtspflicht über den medizinischen Nachwuchs grob vernachlässigt wird, wenn eine Koautorenschaft an Publikationen mit gefälschten Studienergebnissen besteht, wenn die betroffene Person über Fälschungen durch andere Kollegen oder wissenschaftlichen Gruppierungen weiß, oder wenn eine aktive Beteiligung am wissenschaftlichen Fehlverhalten von anderen Wissenschaftlern besteht.[140] Sowohl die Anstiftung als auch das tolerierende Mitwissen sind als wissenschaftliches Fehlverhalten zu inter-

---

[137] *Fuchs*, Dimensionen der Forschung, in *Fuchs/Heinemann/Heinrichs/Hübner/Kipper/Rottländer/Runkel/Spranger/Vermeulen/Völker-Albert* (Hrsg.), Forschungsethik – Eine Einführung (2010) 41 (41 ff).

[138] *Österreichische Agentur für wissenschaftliche Integrität*, Richtlinien der Österreichischen Agentur für wissenschaftliche Integrität zur Guten Wissenschaftlichen Praxis (2016).

[139] *Österreichische Agentur für wissenschaftliche Integrität*, Richtlinien der Österreichischen Agentur für wissenschaftliche Integrität zur Guten Wissenschaftlichen Praxis (2016) 12.

[140] *Eser*, Regeln für den Umgang mit wissenschaftlichem Fehlverhalten, in *Lippert/Eisenmenger* (Hrsg.), Forschung am Menschen – Der Schutz des Menschen – die Freiheit des Forschers (1999) 148 (149).

pretieren.[141] Entscheidend sind dabei die Umstände jedes Einzelfalls.[142] Grundsätzlich kann wissenschaftliches Fehlverhalten in allen Bereichen der humanmedizinischen Forschung und in jedem Stadium der Planung und Ausführung eines wissenschaftlichen Studienprojektes vorkommen. Demnach kann unlauteres Verhalten z.B. im Rahmen der theoretischen Konzeption und Durchführung humanmedizinischer Experimente aber z.B. auch im Rahmen der Begutachtung von Forschungsanträgen oder der Begutachtung von Studienergebnissen, welche zur Publikation vorgesehen sind, auftreten.[143]

Insbesondere sind das Erfinden von wissenschaftlichen Daten („Fabrication"), das Fälschen von Studienergebnissen („Falsification"), das Übernehmen von Ideen, Inhalten oder Texten von anderen Autoren ohne entsprechender Zitierung der Quelle („Plagiarism"), das Verweigern des Zuganges zu den Primär- bzw. Originaldaten eines Forschungsprojektes sowie die Behinderung und Sabotage der Forschungstätigkeit von wissenschaftlichen Kollegen als wissenschaftliches Fehlverhalten zu interpretieren.[144] Das Erfinden von Daten umfasst z.B. das freie Erfinden von nicht existenten Studiendaten, Messbeobachtungen oder Statistiken.[145] Eine Fälschung von Daten liegt z.B. dann vor, wenn bestimmte Datensätze, welche der Studienhypothese widersprechen, bewusst selektiert und nicht dargestellt werden, wenn relevante Quellen, Texte oder Belege unterdrückt werden, Darstellungen und Abbildungen manipuliert werden, oder wenn z.B. Schlussfolgerungen aus den vorliegenden Studienergebnissen bewusst verzerrt interpretiert oder sogar fehlinterpretiert werden.[146, 147] Wissenschaftliches Fehlverhalten liegt in jedem Fall auch dann vor, wenn bewusst Falschangaben im Rahmen eines wissenschaftlichen Förderantrages (z.B.

---

[141] *Akademien der Wissenschaften Schweiz*, Wissenschaftliche Integrität – Grundsätze und Verfahrensregeln (2008) 19.

[142] *Eser*, Regeln für den Umgang mit wissenschaftlichem Fehlverhalten, in *Lippert/Eisenmenger* (Hrsg.), Forschung am Menschen – Der Schutz des Menschen – die Freiheit des Forschers (1999) 148 (148).

[143] *Akademien der Wissenschaften Schweiz*, Wissenschaftliche Integrität – Grundsätze und Verfahrensregeln (2008) 19.

[144] *Österreichische Agentur für wissenschaftliche Integrität*, Richtlinien der Österreichischen Agentur für wissenschaftliche Integrität zur Guten Wissenschaftlichen Praxis (2016) 14.

[145] *Medizinische Universität Wien*, Good Scientific Practice – Ethik in Wissenschaft und Forschung – Richtlinien der Medizinischen Universität Wien (2013) 21.

[146] *Eser*, Regeln für den Umgang mit wissenschaftlichem Fehlverhalten, in *Lippert/Eisenmenger* (Hrsg.), Forschung am Menschen – Der Schutz des Menschen – die Freiheit des Forschers (1999) 148 (148).

[147] *Medizinische Universität Wien*, Good Scientific Practice – Ethik in Wissenschaft und Forschung – Richtlinien der Medizinischen Universität Wien (2013) 21.

Falschangaben zu in Druck befindlichen Publikationen etc.) oder im Rahmen einer Bewerbung um eine wissenschaftliche Position getätigt werden.[148]

Plagiarismus ist eindeutig unter wissenschaftlichem Fehlverhalten einzuordnen. Die Übernahme von Ideen, Gedanken oder Texten anderer Autoren muss ihren eigenen Urheber benennen und ist daher als Zitat auszuweisen. Wird diese Vorgehensweise nicht eingehalten, so wird geistiges Eigentum verletzt und man spricht von einem Plagiat.[149] Unter Plagiarismus fallen insbesondere das Abkupfern und Abschreiben von Texten anderer Kollegen ohne adäquate Zitierung, unvollständige Zitierungen von Textquellen sowie die unerlaubte Aneignung und Anwendung von Daten, Publikationen, Studienprojektanträgen oder Gedanken und Ideen anderer Forscher mit dem Hintergedanken, das geistige Gedankengut als Eigenleistung zu präsentieren.[150]

Das bewusste Eliminieren von Primärdaten der Forschungsergebnisse oder deren Verlust als Folge von grober Fahrlässigkeit werden ebenfalls unter wissenschaftlichem Fehlverhalten eingeordnet, zumal es dadurch zu Beeinträchtigungen der Forschungstätigkeit kommen kann und zugleich auch gegen gesetzliche und fachspezifische Regeln der medizinischen Wissenschaft verstoßen wird.[151] In den Standards für gute wissenschaftliche Praxis der Medizinischen Universität Graz[152] wird gesondert darauf hingewiesen, dass das Entfernen von Primärdaten aus einer wissenschaftlichen Institution bzw. einem Forschungslabor ohne jegliche Vereinbarung oder Zustimmung mit der betroffenen Einrichtung als Akt wissenschaftlichen Fehlverhaltens gilt.[153] Ebenso gilt die Verweigerung der Einsicht von berechtigten dritten Personen in die Primär- bzw. Originaldaten einer Versuchsanordnung als eindeutiges Fehlverhalten.[154]

---

[148] *Eser*, Regeln für den Umgang mit wissenschaftlichem Fehlverhalten, in *Lippert/Eisenmenger* (Hrsg.), Forschung am Menschen – Der Schutz des Menschen – die Freiheit des Forschers (1999) 148 (148).

[149] *Fuchs*, Dimensionen der Forschung, in *Fuchs/Heinemann/Heinrichs/Hübner/Kipper/Rottländer/Runkel/Spranger/Vermeulen/Völker-Albert* (Hrsg.), Forschungsethik – Eine Einführung (2010) 41 (41).

[150] *Medizinische Universität Wien*, Good Scientific Practice – Ethik in Wissenschaft und Forschung – Richtlinien der Medizinischen Universität Wien (2013) 21.

[151] *Eser*, Regeln für den Umgang mit wissenschaftlichem Fehlverhalten, in *Lippert/Eisenmenger* (Hrsg.), Forschung am Menschen – Der Schutz des Menschen – die Freiheit des Forschers (1999) 148 (149).

[152] *Medizinische Universität Graz*, Standards für gute wissenschaftliche Praxis und Ombudsstelle an der Medizinischen Universität Graz (2012).

[153] *Medizinische Universität Graz*, Standards für gute wissenschaftliche Praxis und Ombudsstelle an der Medizinischen Universität Graz (2012) 4.

[154] *Akademien der Wissenschaften Schweiz*, Wissenschaftliche Integrität – Grundsätze und Verfahrensregeln (2008) 20.

Unter Sabotage von Forschungsvorhaben bzw. der Forschungstätigkeit von anderen in der humanmedizinischen Wissenschaft tätigen Kollegen fallen insbesondere das Manipulieren, Beschädigen oder Zerstören von Unterlagen, medizinischen Geräten, Computer Software, Reagenzien, Messeinrichtungen, Versuchsanordnungen oder sonstiger Gegenstände, welche zur Durchführung der geplanten wissenschaftlichen Experimente notwendig sind.[155, 156] Dazu gehören unter anderem auch das vorsätzliche Unbrauchbarmachen von Dokumenten, Büchern oder sonstigen Unterlagen sowie das arglistige Entwenden von Datensätzen oder handschriftlichen Aufzeichnungen.[157]

Neben diesen beschriebenen schwerwiegenden Formen von wissenschaftlichem Fehlverhalten oder Betrug werden in den Mindeststandards für gute wissenschaftliche Praxis zahlreicher humanmedizinischer wissenschaftlicher Einrichtungen Verstöße in Zusammenhang mit der Durchführung und Veröffentlichung von klinischen Studien aufgelistet.

Dabei stehen die ungerechtfertigte Annahme einer Autorenschaft, redundante Veröffentlichungen in unterschiedlichen Publikationsmedien, das Ausschließen von anderen Wissenschaftlern von einer berechtigten Autorenschaft bzw. die Vergabe einer Autorenschaft an eine Person ohne deren Zustimmung oder das Diffamieren der Grundprinzipien guter wissenschaftlicher Praxis im Vordergrund.[158, 159] Als gutachterliches Fehlverhalten im Rahmen von Peer-Review Verfahren werden die fahrlässige oder vorsätzliche Falschbegutachtung von wissenschaftlichen Manuskripten, das wissentliche Verheimlichen von vorliegenden Interessenskonflikten oder Befangenheit sowie die Verletzung der Schweigepflicht genannt.[160]

Wissenschaftliches Fehlverhalten ist zu verurteilen und darf in der humanmedizinischen Forschung in keinster Weise toleriert werden. Besteht der Verdacht

---

[155] *Eser*, Regeln für den Umgang mit wissenschaftlichem Fehlverhalten, in *Lippert/Eisenmenger* (Hrsg.), Forschung am Menschen – Der Schutz des Menschen – die Freiheit des Forschers (1999) 148 (149).

[156] *Österreichische Agentur für wissenschaftliche Integrität*, Richtlinien der Österreichischen Agentur für wissenschaftliche Integrität zur Guten Wissenschaftlichen Praxis (2016) 14.

[157] *Eser*, Regeln für den Umgang mit wissenschaftlichem Fehlverhalten, in *Lippert/Eisenmenger* (Hrsg.), Forschung am Menschen – Der Schutz des Menschen – die Freiheit des Forschers (1999) 148 (149).

[158] *Medizinische Universität Graz*, Standards für gute wissenschaftliche Praxis und Ombudsstelle an der Medizinischen Universität Graz (2012) 4 f.

[159] *Medizinische Universität Wien*, Good Scientific Practice – Ethik in Wissenschaft und Forschung – Richtlinien der Medizinischen Universität Wien (2013) 22.

[160] *Akademien der Wissenschaften Schweiz*, Wissenschaftliche Integrität – Grundsätze und Verfahrensregeln (2008) 21.

auf wissenschaftliches Fehlverhalten, so müssen an den betroffenen Einrichtungen entsprechende Vorgehensweisen eingeleitet werden. Grundsätzlich sind Verdachtsmomente zunächst in erster Linie zwischen den einzelnen betroffenen Personen und auf Ebene der jeweiligen Organisationseinheit zu treffen. Bei Erhärtung des Verdachtes hat eine Meldung an das Rektorat zu erfolgen. Bei besonders schweren Verdachtsfällen ist in jedem Fall auch die Österreichische Agentur für Wissenschaftliche Integrität damit zu befassen.[161]

Wird in einem konkreten Fall wissenschaftliches Fehlverhalten nachgewiesen, so müssen von den jeweils zuständigen Organen Entscheidungen und Maßnahmen getroffen werden, welche den Umständen des Einzelfalles gerecht werden und daher im Ausmaß unterschiedlich ausfallen werden.[162] In Abhängigkeit des Schweregrades und der Lage des Falles können insbesondere folgende arbeits-, dienst- bzw. disziplinarrechtliche Konsequenzen in Frage kommen:

Abmahnung, Weisung, Disziplinaranzeige, Suspendierung vom Dienst, Auflösung des Arbeitsverhältnisses, bis hin zu strafrechtlichen Konsequenzen, welche z.B. bei Körperverletzungen von Studienprobanden eine Rolle einnehmen könnten.[163, 164] Wissenschaftliches Fehlverhalten kann mitunter auch zu akademischen Konsequenzen, welche mit der Korrektur bzw. dem Zurückziehen von bereits veröffentlichten wissenschaftlichen Arbeiten verbunden ist, führen. Damit sollen nicht valide oder falsche Forschungsergebnisse aus dem Verkehr gezogen werden, um entsprechenden Schaden aus der Ableitung von falschen Schlussfolgerungen zu vermeiden.[165]

Es ist die Aufgabe der jeweiligen Institutionen und deren verantwortlichen Personen, dass die entsprechenden Empfehlungen und Richtlinien guter wissenschaftlicher Praxis im Forschungsalltag konkretisiert und entsprechend umgesetzt werden. Sie alle liefern dadurch einen wesentlichen Beitrag zur Selbstkontrolle und Qualitätssicherung humanmedizinischer Forschung.[166] Wissen-

---

[161] *Medizinische Universität Wien*, Good Scientific Practice – Ethik in Wissenschaft und Forschung – Richtlinien der Medizinischen Universität Wien (2013) 22.

[162] *Eser*, Regeln für den Umgang mit wissenschaftlichem Fehlverhalten, in *Lippert/Eisenmenger* (Hrsg.), Forschung am Menschen – Der Schutz des Menschen – die Freiheit des Forschers (1999) 148 (153).

[163] *Medizinische Universität Wien*, Good Scientific Practice – Ethik in Wissenschaft und Forschung – Richtlinien der Medizinischen Universität Wien (2013) 23.

[164] *Eser*, Regeln für den Umgang mit wissenschaftlichem Fehlverhalten, in *Lippert/Eisenmenger* (Hrsg.), Forschung am Menschen – Der Schutz des Menschen – die Freiheit des Forschers (1999) 148 (153 f).

[165] *Medizinische Universität Wien*, Good Scientific Practice – Ethik in Wissenschaft und Forschung – Richtlinien der Medizinischen Universität Wien (2013) 23.

[166] *Wissenschaftsrat*, Empfehlungen zu wissenschaftlicher Integrität – Positionspapier (2015) 43 f.

schaftliches Fehlverhalten darf in der humanmedizinischen Wissenschaft nicht toleriert werden. Wissenschaftliche Vorhaben und Projekte bedürfen einer ständigen kritischen Reflexion und Beurteilung.

2.1.12 Good Clinical Practice

„Good Clincial Practice" ist ein qualitätssicherndes Regularium für klinische Studien in der humanmedizinischen Wissenschaft. Einerseits dient es als Schutz von am Forschungsexperiment teilnehmenden Personen, andererseits sollten damit aussagekräftige und unverzerrte Studienergebnisse gewährleistet sein. Zudem hat dieses Regelwerk auch einen wesentlichen Beitrag dazu geleistet, dass unabhängige Ethikkommissionen mit dem Prüfplan von klinischen Studien befasst werden.[167] Die Leitlinie zur guten klinischen Praxis[168] beinhaltet internationale anerkannte ethische Standards, welche der Qualitätssteigerung für das Studiendesign, die Durchführung, die Auswertung und die entsprechende Dokumentation klinischer Studien am Menschen dienen sollten. Das Ziel dieses Qualitätskataloges ist es, für die EU, USA und für Japan einheitliche Standards für klinische Prüfungen zu schaffen, welche die wechselseitige Anerkennung von klinischen Studiendaten durch die jeweiligen Zulassungsbehörden erleichtern.[169]

Im Gegensatz zu in-vitro-Studien im Zellkultur- oder Tiermodell wird bei einer klinischen Prüfung die systematische Untersuchung eines Arzneimittels oder einer Intervention am Menschen durchgeführt. In diesem Zusammenhang werden sowohl erkrankte Studienteilnehmer als auch freiwillige gesunde Probanden untersucht.[170] Eine klinische Prüfung sollte immer in Übereinstimmung mit dem jeweiligen Studienprotokoll durchgeführt und von einem „Institutional Review Board" bzw. einer Ethikkommission beurteilt und genehmigt werden.[171] Ethikkommissionen sind aus medizinischen und nichtmedizinischen Personen zusammengesetzt und stellen unabhängige Einrichtungen dar, welche in erster Linie die zum jeweiligen Forschungsprojekt eingereichten Unterlagen objektiv und unparteilich zu prüfen und insbesondere den Schutz und die Rechte der an

---

[167] *Kröll*, Ethik und Recht der Forschung – Forschung zwischen Wissenschaftsfreiheit und Verantwortung, in *Resch/Wallner* (Hrsg.), Handbuch Medizinrecht (2011) 1061 (1068).

[168] *European Medicines Agency*, Guideline for Good Clinical Practice – ICH Topic E 6 (R1) (2006).

[169] *European Medicines Agency*, Guideline for Good Clinical Practice – ICH Topic E 6 (R1) (2006) 5.

[170] *Fischer/Elsner*, Good Clinical Practice – Bedeutung für die klinische Forschung, Schmerz 2000, 439 (439).

[171] *European Medicines Agency*, Guideline for Good Clinical Practice – ICH Topic E 6 (R1) (2006) 11.

dem jeweiligen Forschungsprojekt teilnehmenden Personen zu gewährleisten haben.[172]

2.1.13 Die Ethikkommissionen in Österreich

Inzwischen ist es ein internationaler Standard geworden, dass wissenschaftliche Projekte, bei welchen Menschen mit einbezogen werden, einer Forschungsethikkommission vorzulegen sind.[173] In Österreich wurden in den 80iger Jahren Ethikkommissionen sowohl im Bundes- und in den einzelnen Landeskrankenanstaltengesetzen als auch im Medizinproduktegesetz, im Arzneimittelgesetz und im Universitätsorganisationsgesetz eingerichtet.[174] Einer der wesentlichen Ausgangspunkte für die Etablierung von Ethikkommissionen waren in erster Linie wissenschaftliche Verbrechen im Rahmen humanmedizinischer Forschungsexperimente durch Nationalsozialisten. Jedoch auch nach dem zweiten Weltkrieg wurden klinische Studien an nicht informierten bzw. aufgeklärten Versuchspersonen unter jeglicher Missachtung der Menschenrechte und Menschenwürde durchgeführt.[175]

Rechtlich üben Ethikkommissionen zwar nur eine beratende Tätigkeit auf den jeweiligen Prüfarzt aus, haben jedoch auf die Forschungslandschaft einen erheblichen Einfluss, zumal in der humanmedizinischen wissenschaftlichen Praxis ein Forschungsexperiment ohne Begutachtung einer Forschungsethikkommission am Menschen de facto nicht durchgeführt werden kann.[176] Das interdisziplinär zusammengesetzte, weisungsfreie Gremium ist in Österreich im Arzneimittelgesetz definiert und setzt sich in Österreich aus folgenden Mitgliedern zusammen: Ein Arzt, welcher das Jus practicandi erworben hat, aber nicht gleichzeitig der Prüfarzt ist, ein Facharzt aus dem Sonderfach des jeweils zu prüfenden Forschungsprojektes, ein Vertreter des Pflegeberufes, ein Jurist, ein Pharmazeut, ein Patientenvertreter, ein Vertreter einer repräsentativen Behindertenorganisation, eine Person mit ausreichender biometrischer Erfahrung, ei-

---

[172] *Fischer/Elsner*, Good Clinical Practice – Bedeutung für die klinische Forschung, Schmerz 2000, 439 (441).

[173] *Zimmermann-Acklin*, Darf der Staat das ethisch Richtige anordnen? Zur Arbeit der Forschungsethikkommissionen, Ethik Med 2010, 1 (1).

[174] *Druml*, Arbeit und Effizienz von Ethikkommissionen, Onkologe 2003, 1349 (1350 f).

[175] *Druml*, 30 Jahre Ethikkommission der Medizinischen Universität Wien: Garant für integre und transparente Forschung, Wien Klin Wochenschr 2008, 645 (645).

[176] *Vollmann*, Behindern Ethikkommissionen den Fortschritt in der Medizin?, Medizinische Klinik 2001, 563 (563).

ne Person für seelsorgerische Angelegenheiten bzw. mit entsprechender ethischer Kompetenz.[177, 178]

Ethikkommissionen sind nicht nur durch die in den letzten Dekaden quantitativ steigenden Zahlen gestellter Anträge gefordert, sondern in zunehmendem Maße auch mit neuen therapeutischen Weiterentwicklungen konfrontiert. Sie werden in die Verantwortung genommen auf der einen Seite die Studienprobanden entsprechend zu schützen und auf der anderen Seite den humanmedizinisch wissenschaftlichen Prüfarzt zu beraten.

Neben der steigenden Anzahl von multizentrischen Studien steigt aufgrund der Forschungsvorhaben in der Altersmedizin auch die Anzahl von älteren Studienteilnehmern.[179] Die Hauptaufgabe der Ethikkommissionen besteht darin, die ihnen vorgelegten Projektpläne von klinischen Studien eingehend auf Relevanz, Neuartigkeit und Originalität zu prüfen sowie die Wissenschaftlichkeit des Studiendesigns und der Methodik zu begutachten. Dazu gehören in erster Linie die Abschätzung des Nutzen-Risiko-Verhältnisses für Studienpatienten bzw. freiwilligen gesunden Probanden.[180] Die Kernaufgabe ist die Beurteilung des Forschungsvorhabens nach den Kriterien „wissenschaftlicher Qualität", „rechtlicher Zuverlässigkeit" und „ethischer Vertretbarkeit".[181]

Gleichzeitig müssen auch die entsprechenden Qualifikationen des Prüfarztes sowie die Eignung der entsprechenden Einrichtung, wo das Forschungsexperimet durchgeführt wird, überprüft werden. Dabei sind der Lebenslauf, die Publikationsliste, sowie das Facharztzeugnis des Prüfarztes zu begutachten.[182] Darüber hinaus sind Ethikkommissionen in jedem Fall verpflichtet, die vorgelegten Dokumente zur Rekrutierung und Aufklärung der Studienprobanden sowie

---

[177] § 41 Abs. 2 AMG.

[178] *Druml*, Ethikkommissionen – Richtlinien, „scientific integrity" und Reformbedarf, in *Körtner/Kopetzki/Druml* (Hrsg.), Ethik und Recht in der Humanforschung (2010) 136 (140 f).

[179] *von Bergmann*, Aufgaben von Ethikkommissionen, Medizinische Klinik 1999, 57 (58).

[180] *Druml*, Ethikkommissionen – Richtlinien, „scientific integrity" und Reformbedarf, in *Körtner/Kopetzki/Druml* (Hrsg.), Ethik und Recht in der Humanforschung (2010) 136 (141).

[181] *Doppelfeld*, Ethikkommission, in *Lenk/Duttge/Fangerau* (Hrsg.), Handbuch Ethik und Recht der Forschung am Menschen (2014) 141 (142).

[182] *Druml*, Ethikkommissionen – Richtlinien, „scientific integrity" und Reformbedarf, in *Körtner/Kopetzki/Druml* (Hrsg.), Ethik und Recht in der Humanforschung (2010) 136 (141).

eingereichte Unterlagen über Vorkehrungen hinsichtlich der Versicherung zu beurteilen.[183, 184]

Alle Mitglieder einer Ethikkommission erhalten die vollständigen Unterlagen eines Antrages. In der Regel wird der Antragsteller zu einem vorgegebenen Sitzungstermin eingeladen, um sein Projekt mündlich kurz zu präsentieren und dabei etwaige Unklarheiten zum Forschungsvorhaben zu beseitigen. An der Beratung und Beschlussfassung nimmt der Antragsteller in der Regel nicht teil.[185] Das Bewertungsergebnis einer Ethikkommission über das eingereichte Projekt findet Ausdruck in Form eines Votums, welches beinhaltet, ob ein Einwand gegen die Durchführung einer klinischen Studie besteht oder nicht.[186] Ein positives Votum ist keine Garantie für eine vollkommene Unbedenklichkeit eines geplanten Studienprojektes, denn die rechtliche und wissenschaftliche Gesamtverantwortung liegt letztlich nach wie vor beim Prüfarzt bzw. Projektleiter.[187] In Zukunft werden sich die Aufgabengebiete der Ethikkommissionen dahingehend erweitern, dass humanmedizinische Studien auch während ihrer Durchführung permanent begleitet werden, um die tatsächliche Einhaltung der Standards der Good Scientific Practice sowie der Good Clinical Practice sicherzustellen.[188]

Einer der wesentlichen Verantwortlichkeiten von Forschungsethikkommissionen besteht darin, einerseits dem jeweiligen Forscher und seinem Forschungsvorhaben Rückhalt zu gebieten und andererseits das entsprechende Vertrauen in der Öffentlichkeit in eine integere, der Gesellschaft verpflichtenden humanmedizinischen Wissenschaft aufzubauen und auch aufrecht zu erhalten.[189] Ziel von Ethikkommissionen muss es sein, die Kommunikation zwischen Wissenschaftlern bzw. den entsprechenden Forschungseinrichtungen und der Gesell-

---

[183] *Druml*, Arbeit und Effizienz von Ethikkommissionen, Onkologe 2003, 1349 (1352).

[184] *Druml*, Ethikkommissionen – Richtlinien, „scientific integrity" und Reformbedarf, in *Körtner/Kopetzki/Druml* (Hrsg.), Ethik und Recht in der Humanforschung (2010) 136 (141).

[185] *Doppelfeld*, Ethikkommission, in *Lenk/Duttge/Fangerau* (Hrsg.), Handbuch Ethik und Recht der Forschung am Menschen (2014) 141 (142).

[186] *Keilpflug*, Demokratieprinzip und Ethikkommissionen in der medizinischen Forschung (2012) 34.

[187] *Freund*, Aus der Arbeit einer Ethikkommission – Zur Steuerung von Wissenschaft durch Organisation, Gynäkologie 2002, 587 (588).

[188] *Druml*, 30 Jahre Ethikkommission der Medizinischen Universität Wien: Garant für integre und transparente Forschung, Wien Klin Wochenschr 2008, 645 (645).

[189] *Druml*, Ethikkommissionen und medizinische Forschung – Ein Leitfaden für alle an medizinischer Forschung Interessierte (2010) 35.

schaft zu fördern und das Bewusstsein für ethische Problemstellungen in der humanmedizinischen Wissenschaft zu schaffen.[190]

In der wissenschaftlichen kritischen Beurteilung eines Studienprotokolls ergeben sich immer wieder unterschiedliche Auffassungen der Kommissionsmitglieder. Die Herausforderung von Ethikkommissionen besteht darin, dieser Meinungsvielfalt insbesondere durch den interdisziplinären Dialog gerecht zu werden und entsprechende Entscheidungen zu treffen. Normierende Vorgaben dazu existieren allerdings nicht.[191] Ein erhebliches Problem im praktischen wissenschaftlichen Alltag stellt die nicht einheitliche und die oftmals gegensätzliche Verfahrens- und Entscheidungspraxis medizinischer Ethikkommissionen dar.[192] Dies führt immer wieder dazu, dass aktive humanmedizinische Wissenschaftler beklagen, dass aus ihrer Sicht interessante wissenschaftliche Fragestellungen abgelehnt bzw. verhindert werden.[193]

Um Arbeitsweisen und Entscheidungsprozesse zu harmonisieren und unterschiedliche Erfahrungen und Problemstellungen zu diskutieren und abzugleichen, wurden in Österreich unter der Vorherrschaft der Medizinischen Universität Wien im Jahre 1997 das „Forum österreichischer Ethikkommissionen" sowie 1998 das „Ständige Beratungsgremium österreichischer Ethikkommissionen" gegründet.[194] In den Statuten des „Forums österreichischer Ethikkommissionen"[195] wird der genaue Zweck dieser Organisation festgehalten. In erster Linie sollte ein Erfahrungs- und Informationsaustausch über alle Tätigkeiten und Angelegenheiten, welche Ethikkommissionen betreffen, stattfinden. Ziel ist auch die gemeinsame Erarbeitung und Herausgabe von Arbeitsbehelfen (z.B. Richtlinien, Formulare etc.) und Informationen.[196] Dies hat in den letzten Jahren dazu geführt, dass unter anderem in Österreich einheitliche Formulare für Ethikkommissionsanträge, Meldungen sowie Patienteninformation und Einwilligungserklärung zur Teilnahme an klinischen Studien zur Anwendung kommen.[197]

---

[190] *Council of Europe*, Leitfaden für Mitglieder Medizinischer Ethikkommissionen – Lenkungsausschuss für Bioethik (2012) 17.

[191] *Doppelfeld*, Aufgaben und Arbeitsweise Medizinischer Ethik-Kommissionen, Bundesgesundheitsbl 2009, 387 (391).

[192] *Wölk*, Zwischen ethischer Beratung und rechtlicher Kontrolle – Aufgaben und Funktionswandel der Ethikkommissionen in der medizinischen Forschung am Menschen, Ethik Med 2002, 252 (264).

[193] *Vollmann*, Behindern Ethikkommissionen den Fortschritt in der Medizin?, Medizinische Klinik 2001, 563 (563 f).

[194] *Druml*, Arbeit und Effizienz von Ethikkommissionen, Onkologe 2003, 1349 (1351).

[195] *Forum Österreichischer Ethikkommissionen*, Statuten Version 1.4 (2011).

[196] *Forum Österreichischer Ethikkommissionen*, Statuten Version 1.4 (2011) 1.

[197] *Druml*, Arbeit und Effizienz von Ethikkommissionen, Onkologe 2003, 1349 (1351).

2.1.14 Der Ethikkommissionsantrag

In zahlreichen Voten von Ethikkommissionen finden sich kritische Anmerkungen über eingereichte Studienprotokolle bzw. über unzureichende vorgelegte Aufklärungsmaterialien (z.B. fehlende Hinweise über den Datenschutz, mangelnde Verständlichkeit der Erklärungen für den Laien etc.).[198] Daher wird in diesem Kapitel speziell auf vom Prüfarzt vorzulegende Dokumente eingegangen.

Grundsätzlich sind die Einreichunterlagen nach den internationalen „Good Clinical Practice" Richtlinien standardisiert.[199] Eine Ethikkommissionseinreichung muss in jedem Fall folgende Unterlagen beinhalten: Studienplan, Prüferinformation („Investigator's Brochure"), Patienteninformation und Patienteneinverständniserklärung, Versicherungsbestätigung und Unterlagen zur Beurteilung der Qualifikationen des Prüfarztes (z.B. Lebenslauf, Facharztzeugnis, Publikationsliste, „Conflict of Interest Statement" etc.).[200]

Der Studienplan bildet die Grundlage zur Durchführung klinischer Studien und muss eine Synopsis, einen wissenschaftlich-medizinischen Abschnitt, Angaben zur Statistik und Datenanalyse sowie ethische Gesichtspunkte und ein Literaturverzeichnis umfassen.[201, 202] Die Synopsis beinhaltet den Projekttitel, die gewählte Studienart (z.B. randomisierte, Placebo kontrollierte, Doppelblind-Studie etc.), eine Kurzzusammenfassung des geplanten Projektes sowie die Studienautoren.[203] Der wissenschaftlich-medizinische Abschnitt sollte in jedem Fall die Ziele des Forschungsexperimentes klar beschreiben, die Fragestellung bzw. Hypothese der Studie beinhalten, eindeutig formulierte Ein- und Ausschlusskriterien für die Studienprobanden aufweisen, eine Fallzahlbeschreibung sowie eine genaue Aufgliederung der geplanten Haupt- sowie Nebenzielparameter be-

---

[198] *Hüppe/Dziubek/Raspe*, Zum Verbesserungspotenzial schriftlicher Aufklärungsmaterialien zu (bio)medizinischen Forschungsvorhaben – Empirische Analyse von Antragsunterlagen einer Forschungsethikkommission, Ethik Med 2014, 211 (213).

[199] *European Medicines Agency*, Guideline for Good Clinical Practice – ICH Topic E 6 (R1) (2006).

[200] *Druml*, Ethikkommissionen und medizinische Forschung – Ein Leitfaden für alle an medizinischer Forschung Interessierte (2010) 62.

[201] *Medizinische Universität Wien*, Good Scientific Practice – Ethik in Wissenschaft und Forschung – Richtlinien der Medizinischen Universität Wien (2013) 10 f.

[202] *Druml*, Ethikkommissionen und medizinische Forschung – Ein Leitfaden für alle an medizinischer Forschung Interessierte (2010) 62 ff.

[203] *Medizinische Universität Wien*, Good Scientific Practice – Ethik in Wissenschaft und Forschung – Richtlinien der Medizinischen Universität Wien (2013) 10.

inhalten.[204, 205] Dabei ist zu beachten, dass die Begründung und das Ziel des eingereichten Studienprojektes auf Grundlage der wissenschaftlich aktuellsten Literatur- und Datengrundlage beruhen.[206]

Die korrekte Darstellung der geplanten statistischen Analyse ist ein für die Durchführung eines Forschungsprojektes unverzichtbarer Bestandteil des Projektplanes und wird von Ethikkommissionen immer wieder als mangelhaft kritisiert. Er muss in jedem Fall eine genaue und detaillierte Beschreibung der vorgesehenen statistischen Methoden, eine Begründung für die gewählte Stichprobenanzahl, das geplante Signifikanzniveau sowie auch Anweisungen zum Umgang mit zweifelhaften oder fehlenden Daten beinhalten.[207] Darüber hinaus sollten auch entsprechende Angaben zum Datenmanagement der erhobenen medizinischen Daten in Hinblick auf den Datenschutz erfolgen.[208]

Ethische Aspekte im Prüfplan beinhalten eine gründliche Beschreibung der ethischen Überlegung bezüglich der Versuchsanordnung.[209] Darunter fallen unter anderem eine Bewertung des Nutzen/Risiko-Verhältnisses für Studienprobanden.[210] Dabei müssen in der mit der Studienteilnahme möglicherweise auftretenden Risiken und Probleme genau identifiziert und dem möglichen Wissenszuwachs, der durch das vorliegende Forschungsexperiment erzielt werden soll, genau gegenüber gestellt werden.

2.1.15 Die Deklaration von Helsinki

Der Weltärzteverbund verabschiedete im Jahre 1964 auf seiner 18. Generalversammlung die „Deklaration von Helsinki", welche in ihrer revidierten Form bis heute als eines der wichtigsten medizinethischen Erklärungen hinsichtlich der Forschung am Menschen gilt.[211] Sie wurde als überstaatliches Instrument be-

---

[204] *Druml*, Ethikkommissionen und medizinische Forschung – Ein Leitfaden für alle an medizinischer Forschung Interessierte (2010) 63.

[205] *Medizinische Universität Wien*, Good Scientific Practice – Ethik in Wissenschaft und Forschung – Richtlinien der Medizinischen Universität Wien (2013) 10.

[206] *Council of Europe*, Leitfaden für Mitglieder Medizinischer Ethikkommissionen – Lenkungsausschuss für Bioethik (2012) 32.

[207] *European Medicines Agency*, Guideline for Good Clinical Practice – ICH Topic E 6 (R1) (2006) 33.

[208] *Medizinische Universität Wien*, Good Scientific Practice – Ethik in Wissenschaft und Forschung – Richtlinien der Medizinischen Universität Wien (2013) 10.

[209] *European Medicines Agency*, Guideline for Good Clinical Practice – ICH Topic E 6 (R1) (2006) 33.

[210] *Druml*, Ethikkommissionen und medizinische Forschung – Ein Leitfaden für alle an medizinischer Forschung Interessierte (2010) 63.

[211] *Osieka*, Das Recht der Humanforschung – Unter besonderer Berücksichtigung der 12. Arzneimittelgesetz-Novelle (2006) 32 f.

schlossen und ihre Empfehlungen genießen weltweit einen sehr hohen Stellenwert.[212]

Dieses Standardwerk wendet sich in erster Linie an Ärzte, ermutigt aber auch jegliche andere in der humanmedizinischen Wissenschaft involvierten Personen, diese Grundprinzipien zu übernehmen bzw. zu adaptieren.[213] Es gilt als „Living Document" und wird daher regelmäßigen Revisionsprozessen unterzogen.[214] Die letzte und derzeit weltweit aktuelle und gültige Fassung ist die am 19. Oktober 2013 im brasilianischen Fortaleza verabschiedete revidierte Version. Ziel dieser Revision war es, dass dieses Dokument ein Grundsatzwerk von ethischen Prinzipien bleibt und der Umfang nicht wesentlich erweitert wird.[215]

Im Gegensatz zur 2008er Version aus dem koreanischen Seoul fällt in der aktuellen Revision von 2013 auf, dass bestimmte zuvor gesplittete Themenbereiche (z.B. Risiko-Nutzen-Abwägung, Informed Consent, vulnerable Gruppen) durch Zwischenüberschriften gebündelt erscheinen. Dadurch wird vor allem die Lesbarkeit des Dokumentes verbessert.[216, 217] Die aktuelle Version enthält folgende Themenbereiche: Präambel, allgemeine Grundsätze, Risiken, Belastungen und Nutzen, vulnerable Gruppen und Einzelpersonen, wissenschaftliche Anforderungen und Forschungsprotokolle, Forschungs-Ethikkommissionen, Privatsphäre und Vertraulichkeit, Informed Consent, die Verwendung von Placebos, Maßnahmen nach Abschluss einer Studie, Registrierung von Forschung sowie Publikation und Verbreitung von Ergebnissen sowie nicht nachgewiesene Maßnahmen in der klinischen Praxis.[218]

In der revidierten Version von Fortaleza (2013) wird explizit verlangt, dass nicht nur klinische Studien, sondern jedes Forschungsprojekt, an welchem Versuchspersonen beteiligt sind, in einer öffentlich zugängigen Datenbank noch

---

[212] *Vogeler*, Ethik-Kommissionen und Standards der medizinischen Forschung, in *Spickhoff* (Hrsg.), Ethik-Kommissionen – Grundlagen, Haftung und Standards (2011) 5 (22 f).

[213] *World Medical Association*, World Medical Association Declaration of Helsinki – Ethical Principles for Medical Research, JAMA 2013, 2191 (2191).

[214] *Parsa-Parsi/Wiesing*, Deklaration von Helsinki – Weltweite Bedeutung, Deutsches Ärzteblatt 2013, A 2414 (A 2414).

[215] Wiesing/*Parsa-Parsi*, Die neue Deklaration von Helsinki, verabschiedet in Fortaleza 2013, Ethik Med 2014, 161 (161).

[216] *Parsa-Parsi/Wiesing*, Deklaration von Helsinki – Weltweite Bedeutung, Deutsches Ärzteblatt 2013, A 2414 (A 2415).

[217] Wiesing/*Parsa-Parsi*, Die neue Deklaration von Helsinki, verabschiedet in Fortaleza 2013, Ethik Med 2014, 161 (163).

[218] *World Medical Association*, World Medical Association Declaration of Helsinki – Ethical Principles for Medical Research, JAMA 2013, 2191 (2191 ff).

vor der Rekrutierung des ersten Studienpatienten registriert werden muss.[219, 220] Insgesamt soll die Deklaration von Helsinki als Ganzes gelesen werden und die einzelnen Paragraphen nur im Zusammenhang mit allen übrigen Paragraphen zur Anwendung kommen.[221] Diesem Grundsatzwerk kommt gerade im Zeitalter einer globalisierten und vernetzten Forschungslandschaft eine besondere Bedeutung für die Forschung am Menschen zu.[222]

2.2 Datenschutz in der humanmedizinischen Forschung

Bereits in der Deklaration von Helsinki (Fortaleza 2013) wird im Subkapitel „Vertraulichkeit und Privatsphäre" darauf hingewiesen, dass vom humanmedizinischen Forscher jegliche Vorsichtsmaßnahmen zur Wahrung der Vertraulichkeit ihrer persönlichen Informationen unternommen werden muss.[223] Darunter fällt unter anderem auch der Schutz von Gesundheitsdaten, welche als sensible Daten gelten.

Das österreichische Datenschutzgesetz 2000 regelt die Verwendung von Daten zu Zwecken wissenschaftlicher Forschung und Statistik. Grundsätzlich ist gemäß § 46 Abs. 1 eine Datenverarbeitung für wissenschaftliche Untersuchungen nur dann uneingeschränkt erlaubt, wenn diese Daten indirekt personenbezogen sind, bereits für andere Zwecke oder Untersuchungen (z.B. klinisch bereits erhobene Daten) ermittelt wurden oder öffentlich zugängig sind.[224, 225]

Sind die Daten nicht anonymisiert, so dürfen sie gemäß § 46 Abs. 2 DSG nur dann in Verwendung gebracht werden, wenn besondere gesetzliche Vorschriften zulässig sind, die betroffene Person zugestimmt hat oder dies von der österreichischen Datenschutzbehörde genehmigt wurde.[226, 227]

---

[219] *Wiesing/Ehni*, Die Deklaration von Helsinki des Weltärztebundes – Ethische Grundsätze für die Forschung am Menschen, in *Lenk/Duttge/Fangerau* (Hrsg.), Handbuch Ethik und Recht der Forschung am Menschen (2014) 517 (518).

[220] *World Medical Association*, World Medical Association Declaration of Helsinki – Ethical Principles for Medical Research, JAMA 2013, 2191 (2193 ff).

[221] *World Medical Association*, World Medical Association Declaration of Helsinki – Ethical Principles for Medical Research, JAMA 2013, 2191 (2191).

[222] Wiesing/*Parsa-Parsi*, Die neue Deklaration von Helsinki, verabschiedet in Fortaleza 2013, Ethik Med 2014, 161 (166).

[223] *World Medical Association*, World Medical Association Declaration of Helsinki – Ethical Principles for Medical Research, JAMA 2013, 2191 (2192).

[224] § 46 Abs. 1 DSG.

[225] *Knyrim/Momeni*, Datenschutz bei klinischen Prüfungen und medizinischen Studien, RdM 2003, 68 (69).

[226] § 46 Abs. 2 DSG.

[227] *Knyrim/Momeni*, Datenschutz bei klinischen Prüfungen und medizinischen Studien, RdM 2003, 68 (69).

2.3 Die ärztliche Schweigepflicht

Humanmedizinische Forschung stellt besondere Anforderungen, was den Datenschutz betrifft. Das EDV-gestützte Datenmanagement muss so durchgeführt werden, dass die ärztliche Schweigepflicht stets gewahrt bleibt.[228] Die ärztliche Schweigepflicht dient dem Schutz des Vertrauensverhältnisses zwischen Arzt und Patient bzw. der Wahrung des Patientengeheimnisses.[229]

Sowohl der in der Humanmedizin tätige Arzt als auch seine Hilfspersonen sind dazu verpflichtet, über alle Geheimnisse, welche ihnen im Rahmen der Ausübung ihres Berufes bekannt geworden sind oder anvertraut wurden, zu schweigen.[230] Unter dem Begriff des Geheimnisses werden alle Umstände verstanden, welche nur in einem bestimmten (eingeschränkten) Personenkreis bekannt sind und anderen Personen nach dem Willen des jeweils Betroffenen nicht ohne weiteres bekannt werden sollen.[231] Die Dauer der Verschwiegenheitspflicht ist zeitlich unbegrenzt und geht auch über den Tod der vom Geheimnis betroffenen Person hinaus.[232]

Die gesetzliche Verpflichtung zur Geheimhaltung von Gesundheitsdaten ist in Österreich auch strafrechtlich verankert. Demnach ist jemand, der ein Geheimnis über den Gesundheitszustand einer Person verwertet oder offenbart und dessen Offenbarung oder Verwertung ein berechtigtes Interesse der Person verletzt, mit einer Freiheitsstrafe von bis zu sechs Monaten oder mit einer Geldstrafe von bis zu 360 Tagessätzen zu bestrafen.[233]

3 Schlussfolgerungen und Ausblick

In einer globalisierten und vernetzten humanmedizinischen Forschungslandschaft mit zunehmend komplexeren Fragestellungen und multizentrischen Studienprojekten spielen ethische und rechtliche Grundprinzipien eine entscheidende Rolle. Die Forschungsarbeit am Objekt „Mensch" wirft dabei besondere

---

[228] *Krüger-Brand*, Medizinische Forschung – Module für den Datenschutz, Deutsches Ärzteblatt 2015, A 1146 (A 1146).

[229] *Bundesärztekammer – Kassenärztliche Bundesvereinigung*, Empfehlungen zur ärztlichen Schweigepflicht, Datenschutz und Datenverarbeitung in der Arztpraxis, Deutsches Ärzteblatt 2014, A 963 (A 963).

[230] § 54 Abs. 1 ÄrzteG.

[231] *Leitner* in *Emberger/Wallner* (Hrsg.), Ärztegesetz mit Kommentar[2] (2008) § 54 Anm. 5.

[232] *Leitner* in *Emberger/Wallner* (Hrsg.), Ärztegesetz mit Kommentar[2] (2008) § 54 Anm. 7.

[233] § 121 Abs. 1 StGB.

Fragestellungen und Herausforderungen für den humanmedizinischen Wissenschaftler auf.

In Österreich existiert bis dato kein eigenes Forschungsgesetz. Für die Forschung am Objekt „Mensch" gibt es auch keine umfassende systematische Regelung bzw. Übersichtsliteratur. Ethische und rechtliche Verhaltensregeln und Pflichten erscheinen in verschiedenen Richtlinien und Gesetzen und stellen ein zersplittertes und z.T. unübersichtliches Konvolut an Informationsflut dar, in welcher sich der einzelne Forscher und vor allem der junge Nachwuchsforscher zurechtfinden müssen.

In diesem ersten Teil dieses Buches wurde daher versucht, essentielle ethische und rechtliche Rahmenbedingungen in der humanmedizinischen Landschaft in Österreich zu beleuchten und in einer umfassenden Gesamtschau darzustellen. Dieser Teil kann als grober Leitfaden bzw. medizinethischer Verhaltenskodex für die in der medizinischen Forschungslandschaft tätigen Personen betrachtet werden. Der Mensch als Untersuchungsobjekt steht dabei im Mittelpunkt des Geschehens.

Einer der wesentlichen Schwerpunkte liegt in der Analyse von bereits bestehenden Richtlinien wie z.B. den Regeln der „Guten wissenschaftlichen Praxis". Sie sollen als objektiver Maßstab zur Bewertung von methodisch einwandfrei wissenschaftlichem Arbeiten jedes einzelnen Forschers herangezogen werden. Trägern und Institutionen von Forschungseinrichtungen kommt dabei die große Verantwortung für die Umsetzung dieser Richtlinien in der Praxis zu.

Wissenschaftliche Integrität kann aber nicht nur durch die Vorgabe und Umsetzung von Richtlinien, Leitlinien und Normen garantiert werden, sondern setzt in erster Linie auch die moralische Eigenverantwortung des klinischen Forschers voraus, welche vor allem die Grenzen in der medizinischen Wissenschaft erkennen muss. Die häufige Doppelrolle des humanmedizinischen Wissenschaftlers als Arzt und zugleich Forscher setzt bereits in der Studienprojektplanung eine verantwortungsvolle und eingehende Nutzen-Risiko-Abwägung des Experimentes voraus.

Diese sorgfältige Abschätzung des Nutzen-Risiko-Verhältnisses eines Forschungsprojektes ist auch eine der Kernaufgaben von Forschungsethikkommissionen in Österreich. Diese interdisziplinär zusammengesetzten, weisungsfreien Gremien sollten einerseits dem humanmedizinischen Wissenschaftler in seinem Forschungsvorhaben beratend zur Seite stehen und andererseits auch die Kommunikation zwischen Forschern bzw. den entsprechenden wissenschaftlichen Einrichtungen und der Bevölkerung fördern.

Der gesellschaftliche Wert humanmedizinischer Forschung ist ein wesentliches ethisches Grundprinzip. Demnach sollte sich der humanmedizinische Forscher bewusst sein, dass die geplanten Forschungsvorhaben dementsprechend für die Allgemeinheit der Bevölkerung ausgerichtet sind. Eine wesentliche Rolle nimmt dabei auch die entsprechende Information der Öffentlichkeit über aktuelle Studienergebnisse ein.

Forschungsergebnisse müssen auch in Zukunft einer breiten Öffentlichkeit leicht zugänglich gemacht und in einer entsprechenden auch für medizinische Laien verständlichen Sprache abgebildet werden. Nur so wird es gelingen, dass für im öffentlichen Interesse liegende Schwerpunktthemen in der Humanmedizin auch ausreichend finanzielle Ressourcen zur Verfügung gestellt werden.

Die medizinethische Endverantwortung im humanmedizinischen Experiment liegt immer beim einzelnen Forscher selbst. Seine sachliche Kompetenz und ethische Reflexion sind auch für die zukünftige humanmedizinische Forschung die wesentlichen Voraussetzungen, um Grauzonen der medizinischen Wissenschaft zu erkennen, um wissenschaftliche Integrität zu garantieren und Forschungsbetrug zu vermeiden, und um das entsprechende Vertrauen der Bevölkerung zu gewinnen und aufrecht zu erhalten.

Literaturverzeichnis

Akademien der Wissenschaften Schweiz, Wissenschaftliche Integrität –
Grundsätze und Verfahrensregeln (2008)

Bundesärztekammer – Kassenärztliche Bundesvereinigung, Empfehlungen zur
ärztlichen Schweigepflicht, Datenschutz und Datenverarbeitung in der Arztpraxis, Deutsches Ärzteblatt 2014, A 963

Council of Europe, Leitfaden für Mitglieder Medizinischer Ethikkommissionen – Lenkungsausschuss für Bioethik (2012)

Doppelfeld, Aufgaben und Arbeitsweise Medizinischer Ethik-Kommissionen,
Bundesgesundheitsbl 2009, 387

Druml, Arbeit und Effizienz von Ethikkommissionen, Onkologe 2003, 1349

Druml, 30 Jahre Ethikkommission der Medizinischen Universität Wien: Garant für integre und transparente Forschung, Wien Klin Wochenschr 2008, 645

Druml, Ethikkommissionen und medizinische Forschung – Ein Leitfaden für
alle an medizinischer Forschung Interessierte (2010)

Elger/Engel-Glatter, Wissenschaftliche Integrität – Umgang mit Daten und
Publikationsethik, MKG-Chirurg 2015, 83

Emberger/Wallner, Ärztegesetz mit Kommentar[2] (2008)

Europäische Kommission, Europäische Charta für Forscher – Verhaltenskodex
für die Einstellung von Forschern (2005)

European Medicines Agency, Guideline for Good Clinical Practice – ICH
Topic E 6 (R1) (2006)

Fischer/Elsner, Good Clinical Practice – Bedeutung für die klinische Forschung, Schmerz 2000, 439

Forum Österreichischer Ethikkommissionen, Statuten Version 1.4 (2011)

*Fuchs/Heinemann/Heinrichs/Hübner/Kipper/Rottländer/Runkel/Spran-
ger/Vermeulen/Völker-Albert*, Forschungsethik – Eine Einführung (2010)

Freund, Aus der Arbeit einer Ethikkommission – Zur Steuerung von Wissenschaft durch Organisation, Gynäkologie 2002, 587

Hüppe/Dziubek/Raspe, Zum Verbesserungspotenzial schriftlicher Aufklärungsmaterialien zu (bio)medizinischen Forschungsvorhaben – Empirische
Analyse von Antragsunterlagen einer Forschungsethikkommission, Ethik Med
2014, 211

Hüppe/Raspe, Mehr Nutzen als Schaden? Nutzen und Schadenspotenziale von
Forschungsprojekten einer Medizinischen Fakultät – eine empirische Analyse,
Ethik Med 2011, 107

Jonas, Leben Wissenschaft, Verantwortung (2004)

Keilpflug, Demokratieprinzip und Ethikkommissionen in der medizinischen Forschung (2012)

Knoepffler, Forschung: Ethische Normen angesichts medizinischer Forschung am Menschen, Bundesgesundheitsbl – Gesundheitsforsch – Gesundheitsschutz 2008, 880

Knyrim/Momeni, Datenschutz bei klinischen Prüfungen und medizinischen Studien, RdM 2003, 68

Körtner/Kopetzki/Druml, Ethik und Recht in der Humanforschung (2010)

Krüger-Brand, Medizinische Forschung – Module für den Datenschutz, Deutsches Ärzteblatt 2015, A 1146

Langanke/Erdmann/Robienski/Rudnik-Schönborn, Zufallsbefunde bei molekulargenetischen Untersuchungen (2015)

Lenk/Duttge/Fangerau, Handbuch Ethik und Recht der Forschung am Menschen (2014)

Lippert/Eisenmenger, Forschung am Menschen – Der Schutz des Menschen – die Freiheit des Forschers (1999)

Lüscher, Qualität und Integrität bei der Erstellung und Veröffentlichung wissenschaftlicher Ergebnisse – Daten-Trimming, -manipulation, und (Auto-)Plagiate, Herz 2014, 551

Medizinische Universität Graz, Standards für gute wissenschaftliche Praxis und Ombudsstelle an der Medizinischen Universität Graz (2012)

Medizinische Universität Wien, Good Scientific Practice – Ethik in Wissenschaft und Forschung – Richtlinien der Medizinischen Universität Wien (2013)

Neuhold/Pelzl, Ethik in Forschung und Technik (2011)

Osieka, Das Recht der Humanforschung – Unter besonderer Berücksichtigung der 12. Arzneimittelgesetz-Novelle (2006)

Österreichische Agentur für wissenschaftliche Integrität, Richtlinien der Österreichischen Agentur für wissenschaftliche Integrität zur Guten Wissenschaftlichen Praxis (2016)

Parsa-Parsi/Wiesing, Deklaration von Helsinki – Weltweite Bedeutung, Deutsches Ärzteblatt 2013, A 2414

Peintinger, Ethische Grundfragen in der Medizin (2008)

Pöltner, Grundkurs Medizin-Ethik[2] (2006)

Resch/Wallner, Handbuch Medizinrecht (2011)

Starck, Verantwortung der Wissenschaft (2005)

Stegemann-Boehl, Fehlverhalten von Forschern (1994)

Urban, Forschungsbetrug in der Medizin – Fakten, Analysen, Präventionsstrategien (2015)

Vogeler, Ethik-Kommissionen – Grundlagen, Haftung und Standards (2011)

Vollmann, Behindern Ethikkommissionen den Fortschritt in der Medizin? Medizinische Klinik 2001, 563

von Bergmann, Aufgaben von Ethikkommissionen, Medizinische Klinik 1999, 57

Weltärztebund, Handbuch der ärztlichen Ethik (2005)

Wiesing/Parsa-Parsi, Die neue Deklaration von Helsinki, verabschiedet in Fortaleza 2013, Ethik Med 2014, 161

Wissenschaftsrat, Empfehlungen zu wissenschaftlicher Integrität – Positionspapier (2015)

World Medical Association, World Medical Association Declaration of Helsinki – Ethical Principles for Medical Research, JAMA 2013, 2191

Wölk, Zwischen ethischer Beratung und rechtlicher Kontrolle – Aufgaben und Funktionswandel der Ethikkommissionen in der medizinischen Forschung am Menschen, Ethik Med 2002, 252

Zimmermann-Acklin, Darf der Staat das ethisch Richtige anordnen? Zur Arbeit der Forschungsethikkommissionen, Ethik Med 2010, 1

Abkürzungsverzeichnis

Abs.	Absatz
Anm.	Anmerkung
ÄrzteG	Ärztegesetz
AMG	Arzneimittelgesetz
DSG	Datenschutzgesetz
f	und der, die folgende
ff	und der, die folgenden
m.E.	meines Erachtens
RdM	Recht der Medizin
StGB	Strafgesetzbuch

Kapitel II

Ethische und rechtliche Pflichten des medizinischen Sachverständigen

Inhaltsverzeichnis

1 Einleitung

1.1 Einführung in das Thema

Der Zusammenhang zwischen Ethik, Medizinethik, Recht und der Tätigkeit des medizinischen SV wirft für den Leser möglicherweise einige Fragen auf:

Besteht überhaupt ein Zusammenhang zwischen Ethik und dem Handlungsfeld eines medizinischen SV in der täglichen Routine? Gibt es ethische Grundwerte, welche als Voraussetzung gelten, um als Gutachter im medizinischen Bereich tätig zu werden?

Existieren in Österreich Richtlinien oder ein Regelwerk, in welchem ethische Werte für Ärzte in der Rolle als medizinischer SV abgehandelt werden?

Welche persönlichen Voraussetzungen muss ein Arzt mitbringen, um überhaupt als medizinischer SV tätig zu werden? Welche Eigenschaften und Persönlichkeitszüge charakterisieren einen ordentlichen Gutachter? Welche beruflichen Voraussetzungen sind Pflicht für eine gutachterliche Laufbahn?

In wieweit braucht der Arzt als Gutachter für seine Befunderstellung ein „moralisches" Gewissen, und welches Maß an Selbstbestimmung in Bezug auf die Befunderhebung ist zulässig?

Worin liegen die Barrieren zwischen Medizinern und Juristen in der täglichen Auseinandersetzung mit medizinischen Gutachten? Welcher Sprache soll sich der gutachterliche Arzt bedienen? Welche rechtlichen Pflichten sind die Grundlage der Tätigkeit des medizinischen SV?

Der medizinische SV wird im Rahmen seiner Tätigkeit und beruflichen Laufbahn mit vielen Grundproblemen der Medizin, aber auch der Juristik und aktuellen Problemen der Gesellschaft konfrontiert. Im beruflichen Alltag werden sich in Bezug auf die Erstellung von medizinischen Gutachten immer wieder Konfliktsituationen in der Beurteilung und Entscheidungsfindung des jeweiligen Sachverhaltes ergeben. In diesem Zusammenhang erscheint es unerlässlich, die eigenen Handlungsabläufe und praktischen Methoden der Befundermittlung immer wieder erneut zu reflektieren.

Jede Patientengeschichte erscheint einzigartig und individuell. Umso wichtiger ist es für den Arzt als Gutachter, sich auf den jeweiligen Fall und die immer wieder andere Situation erneut einzustellen. Ethische Überlegungen und medizinethische Grundwerte spielen in diesem Zusammenhang eine entscheidende Rolle. Entscheidungsfindungen und Problemlösungen hängen stark von der Persönlichkeit des Arztes und seiner Haltung und Einstellung zu diesen Grundwerten ab.

Im heutigen beruflichen Alltag ist der Arzt in seinem Handlungsspielraum und in seiner Entscheidungsfreiheit stark eingeschränkt. Immer mehr gesetzliche und gesellschaftspolitische Normen, immer mehr Richtlinien, Leitlinien und wirtschaftliche Zwänge beeinflussen den Arzt in seiner Tätigkeit und in seinen medizinischen Entscheidungen. Zusätzliche Vorgaben und Arbeitsanweisungen der Krankenhausträger bzw. des Arbeitgebers beschränken seinen Handlungs- und Entscheidungsspielraum.

Daneben existieren aber auch die persönliche ethische Haltung des einzelnen Arztes und ethische Grundwerte, welche sich oftmals mit wirtschaftlichen Interessen oder gesetzlichen Normen nicht decken. In diesem Zusammenhang wird es in der Beurteilung der jeweiligen Situation durch den Gutachter immer wieder zu inneren Konflikten kommen.

Hierin liegt aber auch die Herausforderung für den medizinischen SV. Er wird aufgrund seines Wissens, seiner persönlichen Erfahrung und nach sorgfältiger Durchsicht und Analyse der vorliegenden Tatsachen auch ethische Überlegungen in seine Beurteilung einfließen lassen. Gerade in der Erstellung medizinischer Gutachten liegt m.E. ein großer Spielraum dieser Entscheidungsfreiheit. Umso wichtiger erscheint es, diese Verantwortung wahrzunehmen und mit diesem Entscheidungsspielraum sorgsam umzugehen.

Zahlreiche Mediziner üben die gutachterliche Tätigkeit nebenberuflich zu ihrer Haupttätigkeit in den Spitälern und im niedergelassenen Bereich aus. Es werden in jedem Fachgebiet der Medizin immer mehr Gutachter in den einzelnen Subspezialitäten benötigt. Dabei ist zu bedenken, dass jedes medizinische Gutachten eine persönliche Herausforderung für den medizinischen SV darstellt und mit viel zusätzlichem Zeitaufwand verbunden ist. Für die Erstellung eines ordentlichen Gutachtens muss daher von Beginn an genug Zeit anberaumt werden.

Der Patient von heute möchte sich auf gleicher Augenhöhe mit dem Arzt sehen. Er ist in vielen Fällen vorinformiert und selbstbewusst. Die Ansprüche steigen und Klagen aufgrund von rechtswidrigem Verhalten von Seiten des Arztes in Bezug auf die Aufklärung oder die medizinische Behandlung stehen an der Tagesordnung. Daraus ergibt sich, dass die Klagen der Patienten und in weiterer Folge die Gutachtensaufträge im medizinischen Bereich künftig weiter zunehmen werden.

Aufgrund der in den nächsten Jahren von der Politik geplanten rigorosen Sparvorhaben und Leistungskürzungen im Gesundheitswesen ist zu befürchten, dass viele ärztliche Kollegen zunehmend unter massiven Leistungs- und Zeitdruck geraten. Zusätzlich wird für die kommenden Jahre ein massiver Mangel an Allgemeinmedizinern und Fachärzten prognostiziert.

Die sich daraus ableitende ethische Verpflichtung für den medizinischen SV besteht in seiner Eigenverantwortung. Er muss für sich selbst die verantwortungsvolle Entscheidung treffen, ob er die notwendigen Zeitressourcen für die Erstellung von guten medizinischen Gutachten besitzt. Die pekuniäre Motivation darf dabei nicht der ausschlaggebende Grund sein, möglichst viele Gutachtensaufträge zu übernehmen, und aufgrund von Zeitdruck die Qualität der Ausführungen zu vernachlässigen.

Der Sachverstand als eine der wichtigsten ethischen Grundvoraussetzungen ärztlichen Handelns wird insbesondere auch vom medizinischen SV erwartet und verlangt. Der Gutachter muss eine lange Ausbildung absolvieren, um ein sehr hohes Maß an Sachverstand zu erwerben. Die Herausforderung besteht vor allem darin, sich diesen Sachverstand trotz des schnellen Zuwachses an Erkenntnissen und Fortschritten in der medizinischen Wissenschaft zu bewahren.[234]

Generell gelten für alle Gutachter sämtlicher medizinischer Fachrichtungen dieselben fachlichen, ethischen und rechtlichen Grundvoraussetzungen. Die Arzt-Patient-Beziehung spielt dabei im Rahmen der Befunderhebung eine entscheidende Rolle. Das hohe Maß ethischer Verantwortlichkeit des Gutachters gegenüber dem Probanden soll in dieser Arbeit beispielhaft anhand der Arzt-Patient-Beziehung im Rahmen von psychiatrischen Gutachten erläutert werden.

Die wichtigste Untersuchungsmethode in der Ausstellung psychiatrischer Gutachten stellt das Untersuchungsgespräch dar. Die Aufgabe des Untersuchers besteht darin, den Probanden in seiner Gesamtheit kennen zu lernen.[235] Der medizinische SV steht dabei vor einer großen Herausforderung. Er muss einerseits ein Vertrauensverhältnis zum jeweiligen Patienten aufbauen, andererseits auch die nötige Distanz und Objektivität in Bezug auf die Befundermittlung wahren. Neben seiner hohen fachlichen Kompetenz muss er mit zusätzlichen Eigenschaften wie Geduld, hoher emotionaler Belastbarkeit und Fähigkeit zum analytischen Denken ausgestattet sein.

Eine weitere Herausforderung für den ärztlichen Gutachter stellt die tägliche Kommunikation nicht nur mit den zu begutachtenden Probanden, sondern auch mit den Juristen, Gerichten und Ämtern dar.

Eine essentielle Voraussetzung für die gutachterliche Tätigkeit ist daher nicht nur die Sachkunde auf dem eigenen (medizinischen) Fachgebiet, sondern auch ein Mindestmaß an Kenntnissen auf dem juristischen Gebiet.[236]

---

[234] *Weltärztebund*, Handbuch der ärztlichen Ethik (2005) 18.

[235] *Haller*, Das psychiatrische Gutachten² (2008) 8.

[236] *Steiner*, Schnittstellenprobleme bei der Einholung und Verwertung von medizinischen Sachverständigengutachten, MED SACH 2010, 245 (247).

Ärzte und Juristen sind von ihren beruflichen Ausdrucksweisen, Denkmustern, Erfahrungen und Fachausdrücken geprägt. Daher kann es zwischen beiden Berufsgruppen zu Kommunikationsproblemen und Verständnisschwierigkeiten kommen.[237]

Umso wichtiger erscheint es, dass sich der ärztliche Gutachter auch mit der Denkweise und den Begrifflichkeiten der Juristen auseinandersetzt, um Missverständnisse zwischen den beiden Berufsgruppen zu vermeiden. Das Niveau, die Ergebnisse und die Erörterungen medizinischer Gutachten werden umso besser ausfallen, je weniger sprachliche Barrieren und Verständnisschwierigkeiten die tägliche Kommunikation zwischen Medizinern und Juristen beherrschen. Komplexe Sachverhalte und Fragestellungen können nur mit wechselseitiger Kenntnis der entsprechenden Ausdrucksweisen und des jeweiligen Sprachgebrauchs gelöst werden.

Neben einem juristischen Grundverständnis muss der medizinische SV auch über Kenntnisse der einschlägigen Verfahrensbestimmungen bzw. der entsprechenden Vorschriften verfügen. Dieses Wissen wird zum Teil auch im Rahmen der Ausbildung zum allgemein beeideten und gerichtlich zertifizierten SV abverlangt.

1.2 Untersuchungsgang

Ziel dieser Arbeit ist es, die aufgeworfenen Fragestellungen zur Tätigkeit des medizinischen SV im Spannungsfeld zwischen ethischen Überlegungen und rechtlichen Vorschriften zu erörtern. Die Person bzw. Persönlichkeit des medizinischen SV steht dabei im Mittelpunkt des Geschehens.

Es werden ethische Grund- und Verhaltensregeln des medizinischen SV oftmals parallel mit den entsprechenden Rechtsquellen und Normen dargestellt, da sich die beiden unterschiedlichen Betrachtungsweisen in vielen Teilbereichen überschneiden.

2 Hauptteil

2.1 Der medizinische SV

2.1.1 Begriffsdefinition

Der medizinische SV ist eine Person, welche aufgrund der besonderen Sachkunde in ihrem Gebiet, dem Gericht oder der Behörde Kenntnisse auf diesem

---

[237] *Kater*, Das ärztliche Gutachten im sozialgerichtlichen Verfahren – Die schwierige Kommunikation zwischen Juristen und Medizinern^2 (2011) 15.

Wissensgebiet verschafft, und aus bestimmten Tatsachen aufgrund des besonderen Fachwissens auch die daraus sich ergebenden Schlussfolgerungen zieht.[238]

Der Begriff und die Rolle des SV werden sowohl im Privatrecht als auch im öffentlichen Recht definiert. Im ABGB ist der SV als eine Person definiert, welche sich öffentlich zu einem Amte, einer Kunst oder einem Handwerke bekennt.[239]

Das AVG konzipiert den SV als eine Person, welche durch die Behörde beigezogen und an der Feststellung des Sachverhaltes im Rahmen der Beweisaufnahme entscheidend mitwirkt.[240]

2.1.2 Arten von medizinischen SV

Grundsätzlich müssen verschiedene Arten von medizinischen SV unterschieden werden: der allgemein beeidete gerichtlich zertifizierte SV, der Amtssachverständige, der nichtamtliche SV und der Privatsachverständige.[241]

Der allgemein beeidete und gerichtliche SV ist in erster Linie für Gerichte tätig. Für die Eintragung in die Liste der Gerichtssachverständigen muss er nach dem SDG bestimmte Voraussetzungen erfüllen, welche im Rahmen dieser Arbeit noch genauer ausgeführt werden.

Der Amtssachverständige ist nach § 52 Abs. 1 AVG der Behörde beigegeben und kann von dieser für die Beweisaufnahme bzw. als Beweismittel jederzeit formlos herangezogen werden.

Nichtamtliche Sachverständige dürfen nur in Situationen herangezogen werden, in welchen Amtssachverständige nicht verfügbar sind, oder es die Besonderheit eines Falles verlangt, oder wenn dadurch eine deutliche Beschleunigung des Verfahrens erwartet werden kann.[242]

Der Mediziner kann auch als Privatsachverständiger ein Gutachten erstellen. Dabei wird er nicht über einen gerichtlichen oder behördlichen Auftrag, sondern über einen Auftrag einer Partei bzw. Privatperson bestellt. Die Grundlage der

---

[238] *Krammer*, Sachverständige und Sachverständigenbeweis – Allgemeines zu Funktion, Wesen, Bedeutung und Formen des Sachverständigenbeweises sowie Strukturen staatlicher Vollziehung, in *Krammer/Schiller/Schmidt/Tanczos* (Hrsg.), Sachverständige und ihre Gutachten – Handbuch für die Praxis (2012) 1 (3).

[239] § 1299 ABGB.

[240] § 52 Abs. 1 AVG.

[241] *Kröll*, Rechtsfragen bei der Erstellung medizinischer Gutachten, in *Resch/Wallner* (Hrsg.), Handbuch Medizinrecht (2011) 1007 (1016).

[242] § 52 Abs. 2-4 AVG.

Rechtsverhältnisse zwischen Partei und Gutachter ergibt sich danach aus einem zwischen den Beteiligten geschlossenen zivilrechtlichen Vertrag.[243]

Aufgrund der Klassifikation von verschiedenen Typen von SV ergeben sich in Hinblick auf die Erstellung von unvollständigen Gutachten oder Falschgutachten unterschiedliche Haftungsfragen. Dies ist jedoch nicht Gegenstand der Darstellungen in dieser Arbeit.

2.1.3 Aufgabe des medizinischen SV

Die zentrale Aufgabe des medizinischen SV besteht in der Erstellung eines schlüssigen und in sich nicht widersprüchlichen Gutachtens. Er ist verpflichtet, den Sachverhalt zu ermitteln bzw. zu erkunden, was tatsächlich passiert ist.

Zur Beantwortung der jeweiligen Fragestellungen der Gerichte, Behörden, gesetzlichen Sozialversicherungen, privaten Versicherungsträger oder sonstiger Institutionen, müssen vom medizinischen SV Tatsachen oft erst erhoben werden, oder aber ihm schon bekannte Tatsachen in die Überlegungen und die Entscheidungsfindungen einbezogen werden.

Im jeweiligen Einzelfall wird er dabei die Anamnese bzw. Krankengeschichte zusammenfassen, aktuelle Befunde (Laborbefunde, Krankenblattaufzeichnungen, Pflegedokumentation, radiologische Befunde etc.) mitberücksichtigen, auch Fremdbefunde und bildgebende Untersuchungen interpretieren. Die Fragestellungen des jeweiligen Diagnose- und Therapieverfahrens am Patienten müssen am jeweiligen Wissensstand der Medizin gemessen werden. Anschließend sind die Kardinalfragen zu beantworten und die einzelnen Schlussfolgerungen dementsprechend auch zu begründen.[244] Das ärztliche Gutachten besteht demzufolge aus dem vom medizinischen SV erhobenen Befund und dem eigentlichen Gutachten im engeren Sinn.[245]

Die ärztliche Begutachtung beinhaltet sehr oft die physische und psychische Beurteilung von Patienten. Die Erkennung und Feststellung von einer bestehenden oder entstehenden Gesundheitsstörung ist also die Grundlage der Gutachtenserstellung. Hierbei ist jedoch zu bedenken, dass Gesundheit und Krankheit niemals mit letzter Sicherheit zu erkennen sind. Trotz Fortschritt in der medizinischen Diagnostik und der zunehmenden Erkenntnis über Krankheitsursache und pathogenetische Mechanismen, müssen biologische Zusammenhänge sehr

---

[243] *Schmidt*, Privatgutachten, in *Krammer/Schiller/Schmidt/Tanczos* (Hrsg.), Sachverständige und ihre Gutachten – Handbuch für die Praxis (2012) 83 (83).

[244] *Hansis*, Begutachtung vorgeworfener ärztlicher Behandlungsfehler – „das gute Gutachten", MED SACH 2006, 10 (10).

[245] *Neumayr/Zahrl*, Der ärztliche Sachverständige im Verfahren vor den Zivilgerichten, in *Diemath/Grabner/Kopetzki/Zahrl* (Hrsg.), Das ärztliche Gutachten[5] (2008) 75 (75).

häufig mit „Wahrscheinlichkeiten" beurteilt werden. Diese „Wahrscheinlichkeiten" stellen auch die Basis der Begründungen des SV im Urteil des Gutachtens dar.[246]

Prognostische Aussagen in der Medizin sind in allen medizinischen Disziplinen mit Unsicherheiten und Fehleinschätzungen behaftet. Die Gesetzmäßigkeiten erweisen sich nicht so eindeutig und unwidersprüchlich wie z.B. in der klassischen Mechanik.[247]

In Zusammenhang mit der Beantwortung medizinischer Fragestellungen durch den ärztlichen Gutachter erscheint es wichtig, dass der SV nur die ihm auferlegten Sachfragen gewissenhaft beantwortet.

Es steht dem medizinischen SV nicht zu, Rechtsfragen zu beantworten bzw. Rechtsausführungen in seinem Gutachten einzubauen. Rechtliche Würdigungen dürfen in den erstellten Untersuchungsergebnissen nicht enthalten sein. Dies bleibt ausdrücklich den Juristen bzw. der Behörde vorbehalten. Daher müssen die an den SV gestellten Fragen präzise und unmissverständlich formuliert werden. Die Beurteilung, welche Umstände für die rechtliche Entscheidungsfindung essentiell sind, obliegt dem Auftraggeber (Behörde, Richter).[248]

2.2 Ausstellung ärztlicher Zeugnisse und Gutachten

Im folgenden Kapitel wird auf die Verpflichtungen des Arztes in Hinblick auf die Erstellung ärztlicher Zeugnisse und Gutachten eingegangen. Die Kenntnisse der entsprechenden Rechtsquellen sind insbesondere auch für die gutachterliche Tätigkeit des Arztes von entscheidender Bedeutung.

Die Ausstellung ärztlicher Zeugnisse ist im österreichischen ÄrzteG definiert. Jeder Arzt für Allgemeinmedizin oder jeder Facharzt eines Sonderfaches ist berechtigt, ärztliche Zeugnisse und Gutachten auszustellen.[249] Demnach ist die Erstellung ärztlicher Zeugnisse und Gutachten nur den zur selbstständigen Berufsausübung berechtigten Ärzten vorbehalten. Turnusärzte in Ausbildung zum Arzt für Allgemeinmedizin oder zum Facharzt eines entsprechenden Sonderfaches sind nicht befugt, ärztliche Zeugnisse oder Gutachten auszustellen oder zu unterschreiben.[250]

---

[246] *Fritze*, Der ärztliche Gutachter, in *Fritze/Viefhues* (Hrsg.), Das ärztliche Gutachten (1984), 1 (1).

[247] *Rompe*, Die (Un)Sicherheit der Prognose in der ärztlichen Begutachtung – aus Sicht des medizinischen Sachverständigen, MED SACH 2005, 65 (65 ff).

[248] *Oberleitner*, Aufgaben und Pflichten des Sachverständigen in Umweltverfahren, in *Janauer/Kerschner/Oberleitner* (Hrsg.), Der Sachverständige in Umweltverfahren (1999) 1 (7).

[249] § 2 Abs. 3 ÄrzteG.

[250] *Emberger* in *Emberger/Wallner* (Hrsg.), Ärztegesetz mit Kommentar[2] (2008) § 55 Anm. 1.

Fachärzte sind verpflichtet ihre beruflichen Tätigkeiten auf das jeweilige Sonderfach zu beschränken. Somit darf der Facharzt eines Sonderfaches ausschließlich ärztliche Zeugnisse oder Gutachten in seinem eigenen Fachgebiet verfassen.[251]

Wesentlich im Zusammenhang mit der Erstellung ärztlicher Zeugnisse und ärztlicher Gutachten erscheint dabei die Tatsache, dass diese Tätigkeit nach dem österreichischen ärztlichen Berufsrecht ausschließlich dem Arzt vorbehalten bleibt.

Ein ärztliches Zeugnis kann von einem ärztlichen Gutachten dadurch unterschieden werden, dass bei einem Zeugnis nur Tatsachen oder Wahrnehmungen bestätigt werden. Bei einem Gutachten hingegen werden auf der Grundlage eines erstellten Befundes sachverständige und schlüssige Folgerungen abgeleitet.[252]

Ein Arzt darf nur dann ein ärztliches Zeugnis nach seinem besten Wissen und Gewissen ausstellen, wenn er vorher die zu bestätigenden Tatsachen nach gewissenhafter ärztlicher Untersuchung genau erhoben hat.[253] Diese Voraussetzung gilt sowohl für ärztliche Zeugnisse als auch für ärztliche Gutachten.[254] Die gesetzliche Normierung der gewissenhaften ärztlichen Untersuchung stellt demnach einen essentiellen Bestandteil für die Befunderhebung medizinischer Gutachten im jeweiligen medizinischen Sonderfach dar. Schlussfolgerungen und Begründungen über Gesundheits- oder Krankheitszustand der zu begutachtenden Person können erst nach eingehender ärztlicher Untersuchung ausgeführt werden. Ferndiagnosen über das Telefon oder Ferngutachten ohne entsprechender Exploration des Patienten sind folglich nicht zulässig.

Auch ärztliche „Bestätigungen" und „Bescheinigungen" sind als ärztliche Zeugnisse im Sinne des § 55 ÄrzteG zu verstehen.[255] Demzufolge ist z.B. das „Krankschreiben" eines Patienten in einer niedergelassenen Ordinationsstätte eines Arztes für Allgemeinmedizin oder eines Facharztes durch die Ordinationsgehilfin ohne ärztliche Untersuchung nicht gestattet.

Verschiedenste gängige ärztliche Bestätigungen und Zeugnisse aus dem medizinischen Praxisalltag können unter dem Begriff „einfachere" Privatgutachten zusammengefasst werden. Unter anderem zählen dazu:

---

[251] § 31 Abs. 3 ÄrzteG.

[252] *Wallner*, Handbuch Ärztliches Berufsrecht (2011) 135.

[253] § 55 ÄrzteG.

[254] *Emberger* in *Emberger/Wallner* (Hrsg.), Ärztegesetz mit Kommentar[2] (2008) § 55 Anm. 1; *Wallner*, Handbuch Ärztliches Berufsrecht (2011) 135.

[255] *Wallner*, Handbuch Ärztliches Berufsrecht (2011) 135 f.

Bestätigungen nach Kassenverträgen (z.B. Bestätigung über den Ordinations-
besuch des Patienten), Bestätigungen durch Gemeinde-, Kreis-, Distrikts- und
Sprengelärzte (z.B. Todesfeststellung durch den Gemeindearzt), Dienstgeber-
bestätigungen (z.B. Bescheinigungen über Krankenstände), Gesundheitsatteste
bei Dienstantritten (z.B. Kellner), Zeugnisse für Pflegefreistellungen aufgrund
von Krankheit von nahen Angehörigen, Sporttauglichkeitszeugnisse (z.B. Turn-
unterrichtsbefreiungen) oder Feuerwehruntersuchungen.[256]

2.3 Der medizinische SV im Fokus medizinethischer Betrachtungs-weisen

2.3.1 Ethos, Ethik und Moral

Der Begriff „Ethik" ist in unserer Gesellschaft sehr gebräuchlich und wird in
vielen Bereichen und Branchen zusehends gehäuft verwendet. Es wird immer
wieder hinterfragt ob etwas „ethisch" oder „moralisch" vertretbar ist, oder ob
jemand „ethisch" oder „moralisch" gehandelt hat.

Es hat sich eingebürgert, den Begriff „Ethik" in unserem Sprachgebrauch als
selbstverständlich anzusehen. Meiner Beobachtung nach bedienen sich oftmals
Politiker, Lehrer, Pädagogen, Mediziner und auch Personen zahlreicher anderer
Berufsgruppen oder Gesellschaftsschichten dieses Begriffes, ohne die Ur-
sprünglichkeit oder eigentliche Bedeutung des Wortes „Ethik" zu hinterfragen.

Dies geht sogar so weit, dass in Österreich darüber diskutiert wird, einen verpflichtenden Ethikunterricht in den Schulen zu etablieren, ohne sich darüber
einig zu sein, welche Inhalte vermittelt werden bzw. welche sachkundigen Personen auf diesem Gebiet den Unterricht aufbereiten. Alleine diese Tatsache be-
zeugt auf der einen Seite die immense Wichtigkeit, auf der anderen Seite die
Komplexität und Schwierigkeit dieses Themas.

Die Begriffe Ethik und Moral werden im alltäglichen Sprachgebrauch häufig
synonym verwendet. Dies erweckt den Eindruck, dass die Begriffe austauschbar
sind. Grundsätzlich müssen aber die beiden Begriffe in der Definition getrennt
werden:

Die Ethik ist ein Teilgebiet der Philosophie und befasst sich mit der Moral,
während die Moral die Gesamtheit von Wertevorstellungen, Normen und Regeln einer Gesellschaft für ihre Handlungen verbindlich festlegt.[257]

---

[256] *Zahrl*, Das Privatgutachten – das ärztliche Zeugnis – die autonome Honorarordnung der
Österreichischen Ärztekammer, in *Diemath/Grabner/Kopetzki/Zahrl* (Hrsg.), Das ärztliche
Gutachten[5] (2008) 109 (109 ff).

[257] *Peintinger*, Ethische Grundfragen in der Medizin (2008) 17 f.

Dabei verhält sich die Moral zur Ethik analog wie das Recht zur Rechtswissenschaft: Die Moral oder die moralischen Verhaltensregeln einer bestimmten Gemeinschaft, welche unser Verhalten als gut oder schlecht, als richtig oder falsch beurteilen, stellen die Praxis unseres Handelns dar, während die Ethik als theoretische Grundlage diese Verhältnisse überprüft.[258]

Der Begriff Moral (lateinisch: mos = Sitte) ist gleichbedeutend mit dem Begriff Ethos (griechisch: ethos = Gewohnheit, Charakter, Sitte). Die Ethik kann folglich als philosophische Wissenschaft des Ethos bezeichnet werden.

Dabei muss vom gesellschaftlichen Ethos das gruppenspezifische Ethos (Berufsethos, Standesethos) unterschieden werden. Das Berufsethos bzw. Gruppenethos ist ein von einem Berufsstand (z.B. Ärzte, Richter etc.) oder einer Gesellschaftsgruppe sich selbst verschriebenes Regelwerk und Muster von Grundhaltungen und Verhaltensregeln.[259]

Die Ethik stellt ein wissenschaftliches Instrumentarium zur Verfügung, welches unsere praktischen Handlungen und Entscheidungen anhand von Normen und Werten begründet, oder aber ein Abweichen von ihnen aufzeigt. In diesem Zusammenhang ist aber in erster Linie nicht der Ethiker, sondern die in der jeweiligen Situation handelnde Person dazu aufgefordert, ihre eigene Handlungen und Entscheidungen zu bewerten.[260]

Hierin liegt m.E. die größte ethische Anforderung für die Person bzw. Persönlichkeit des medizinischen SV. Er muss für sich selbst seine eigenen ärztlichen Handlungen und Entscheidungen im Einzelfall reflektieren, und neben medizinischen, sozialen, rechtlichen und ökonomischen Aspekten auch ethische Grundsätze und Verhaltensnormen in seine Beurteilung einfließen lassen. Dabei muss er sich der Bedeutung seines ärztlichen Handelns für das jeweilige Schicksal einer Einzelperson bewusst sein.

Insbesondere bei medizinischen Gutachten erscheint auch eine Selbstreflexion des SV geboten, ob eine zu wohlwollende oder eine zu strenge Beurteilung vorliegt.[261]

Das persönliche Ethos und das ärztliche Berufsethos als wirksame Wertehaltungen ermöglichen dem Arzt eine Orientierung seiner Handlungsweisen. Für die Ausbildung solcher Wertevorstellungen, die uns gutes ärztliches Handeln ermöglichen sollen, ist der Arzt neben einem oft unbewussten Lernen von Vor-

---

[258] *Baumann*, Recht, Ethik, Medizin (2005) 47.

[259] *Pöltner*, Grundkurs Medizin-Ethik[2] (2006) 17.

[260] *Peintinger*, Ethische Grundfragen in der Medizin (2008) 18.

[261] *Becker*, Das professionelle Gutachten – Anforderungen aus rechtlicher Sicht, MED SACH 2008, 85 (89).

bildern auch selbst durch dementsprechende Auseinandersetzung und Entscheidungen verantwortlich.[262]

2.3.2 Der Hippokratische Eid in Hinblick auf den medizinischen SV

Das wohl bekannteste Berufsethos des ärztlichen Standes stellt der Hippokratische Eid dar. Diese historische Niederschrift von Moralvorgaben der medizinischen Disziplin wurde zu unterschiedlichen Zeiten verschieden interpretiert und gibt auch heute noch Anlass für Diskussion und pluralischer Interpretation. Es stellt sich hierbei die Frage, ob dieser Verhaltenskodex oder zumindest Teile davon in der gegenwärtigen ärztlichen Kunst noch Gültigkeit besitzen oder Einfluss auf das ärztliche Handeln haben.

Der Hippokratische Eid ist über 2000 Jahre alt und die Forschung geht davon aus, dass er ca. im vierten Jahrhundert vor Christus entstanden ist. Die im *Corpus Hippocraticum* zusammengefassten Schriften stammen aus dem vierten vorchristlichen bis zum ersten nachchristlichen Jahrhundert. Es wird vermutet, dass Hippokrates selbst nicht der eigentliche Verfasser dieser Schriftstücke ist, sondern allenfalls nur einen kleinen Teil der vorhandenen Texte verfasst hat. Einer nicht unumstrittenen Theorie zufolge soll das *Corpus Hippocraticum* von einer pythagoreischen Ärztegruppe verfasst worden sein.[263]

Unstrittig bleibt, dass der Hippokratische Eid in der antiken Medizin für die meisten Ärzte keine Selbstverpflichtung war. Den meisten Autoren zu dieser Zeit dürfte er nicht einmal bekannt gewesen sein, zumal er äußerst selten in den Schriftstücken antiker Autoren erwähnt wird. Dennoch stellt diese schriftliche Verfassung ärztlichen Ethos oder ärztlicher Berufsmoral eine Zusammenschau von Verboten und Geboten dar, welche auch in heutigen medizinischen Diskussionen Aktualität und Gültigkeit besitzen. Die Begründungen der aufgelisteten Verhaltensregeln liegen in der Integrität der ärztlichen Kunst und der Person des Arztes, im Nutzen für den Patienten bzw. in der Schadensvermeidung.[264]

Der Hippokratische Eid besteht aus insgesamt neun Paragraphen. Paragraph fünf beinhaltet die Kernaussage dieses Moralkodex. Der Arzt ist demnach verpflichtet, die ärztliche Kunst aber auch sein gesamtes Leben „lauter und redlich" zu führen. Es wird hierbei auf die Vertrauenswürdigkeit der Person des Arztes hingewiesen. Damit ist die innere Moral des jeweiligen Mediziners gemeint, nicht nur in Bezug auf die ärztliche Betreuung oder Behandlung des Patienten, sondern insbesondere auch auf die gesamte Lebensführung und das Auftreten

---

[262] *Bruchhausen/Schott*, Geschichte, Theorie und Ethik der Medizin (2008) 151.

[263] *Wiesing*, Der Hippokratische Eid, in *Wiesing/Ach/Bormuth/Marckmann* (Hrsg.), Ethik in der Medizin (2000) 21 (21).

[264] *Bruchhausen/Schott*, Geschichte, Theorie und Ethik der Medizin (2008) 41.

des Arztes. Ein Arzt scheint demnach nur dann vertrauenswürdig zu sein, wenn er im beruflichen Alltag seine Verfügungsmacht gegenüber dem Patienten nicht missbraucht und gleichzeitig als redlicher Mensch auftritt.[265]

Die moralische Integrität des Arztes stellt nach dem Eid eine Grundvoraussetzung für die Herstellung einer Vertrauensbasis zu einem Patienten dar.[266]

Einen weiteren Eckstein ärztlicher Ethik nach dem Hippokratischen Eid stellt die Schweigepflicht dar. Der Eid verpflichtet zur Verschwiegenheit und zur vertraulichen Behandlung von Patienteninformationen.[267]

Das Prinzip der ärztlichen Fürsorge (bonum facere) und das Prinzip der Schadensvermeidung (nil nocere) sind nach dem Hippokratischen Berufsethos oberste Handlungsmaxime des Mediziners. Dabei muss der Arzt sich auch seiner eigenen Grenzen bewusst sein.[268]

Aus dem Hippokratischen Eid können m.E. bedeutende berufsethische und berufsrechtliche Verpflichtungen für den ärztlichen Gutachter abgeleitet werden, welche auch heute noch aktuell und gültig sind:

- Integrität der Person bzw. Persönlichkeit des medizinischen SV

- Vertrauenswürdigkeit in der Person des medizinischen SV

- Erkennen der Grenzen ärztlichen Handelns und der eigenen Grenzen

- Unterlassung von Machtmissbrauch im Arzt-Patientenverhältnis, z.B. in Hinblick auf die Befunderhebung des ärztlichen Gutachtens

- Schadensverhinderung durch z.B. Vermeidung von Falschgutachten und unvollständigen Gutachten

- Verschwiegenheitspflicht des Arztes und Recht des Patienten auf Vertraulichkeit.

Die Urform des antiken Textes wurde durch die internationale Organisation des Weltärztebundes in eine modernisierte Form gebracht und an die Erfordernisse der Gegenwart angepasst. Im Jahre 1948 wurde im Rahmen der zweiten Generalversammlung des Weltärzteverbundes in Genf die überarbeitete Version des Hippokratischen Eides in Form der Genfer Deklaration verabschiedet. Seit damals wurde dieser Kodex des ärztlichen Selbstverständnisses mehrfach überarbeitet, zuletzt im Jahre 1994.[269]

---

[265] *Maio*, Mittelpunkt Mensch: Ethik in der Medizin (2012) 98.

[266] *Wiesing*, Der Hippokratische Eid, in *Wiesing/Ach/Bormuth/Marckmann* (Hrsg.), Ethik in der Medizin (2000) 21 (23).

[267] *Weltärztebund*, Handbuch der ärztlichen Ethik (2005) 41.

[268] *Maio*, Mittelpunkt Mensch: Ethik in der Medizin (2012) 99.

[269] *Weltärztebund*, Handbuch der ärztlichen Ethik (2005) 23.

2.3.3 Moral, Ethik und Recht

In Hinblick auf die ethischen und rechtlichen Anforderungen an einen ärztlichen Gutachter erscheint es sinnvoll, die Zusammenhänge zwischen Ethik und Recht zu erläutern.

Recht und Ethik sind verschiedene Teilbereiche unseres zwischenmenschlichen Zusammenlebens, welche man nicht gegeneinander beliebig austauschen kann. Eine Handlung oder ein Verhalten, welches dem Gesetz nach legitim ist, muss nicht gleichzeitig moralisch vertretbar sein.[270]

Das Rechtssystem mit seinen juristischen Normen auf der einen Seite, und die philosophische Ethik mit Fragen wie Einfühlsamkeit, zwischenmenschliches Verhalten, Geduld, Loyalität etc. auf der anderen Seite, stehen in Beziehung zueinander. In einem überlappenden Bereich beider Systeme besteht eine enge Beziehung zwischen juristischen Normen und moralischer Vorstellung einer Gesellschaft. Daneben existieren aber auch Rechtsfragen, welche keinen unmittelbaren Bezug zu moralischem Verhalten aufweisen bzw. umgekehrt auch zahlreiche moralische Werte, welchen der Bezug zu Rechtsnormen fehlt.[271]

Im Gegensatz zum Recht ist der Anwendungsbereich von moralischen Regeln nicht scharf festgelegt. Im Rechtssystem existiert ein Gesetzgeber oder ein Richter. Im Anwendungsbereich der Moral fehlt eine dementsprechende autoritäre Instanz, welche klare Entscheidungen trifft, für welche Personen, auf welchem Gebiet, ab welchem Zeitpunkt, und für wie lange moralische Regeln zu gelten haben.[272]

In letzter Instanz wird der Arzt bzw. der medizinische SV die Entscheidung für sein jeweiliges moralisches Verhalten abhängig vom Berufsethos aber vor allem auch von seinem persönlichen Ethos für sich selbst treffen und rechtfertigen müssen.

Der Arzt bzw. medizinische Gutachter ist in der heutigen Gesellschaft einem Wertepluralismus ausgesetzt. Die einzelnen Wertvorstellungen und Wertorientierungen konkurrieren untereinander. Im Zuge dieser Pluralität von verschiedenen Ethosformen entfällt auch ein einheitliches gesellschaftliches Gesamtethos.[273]

Aus den unterschiedlichen Wertevorstellungen und Argumentationslinien vermag eine ethische Theorie Ansätze für Gemeinsamkeiten zu entwickeln, aus welchen Entscheidungsgrundlagen für konkrete Situationen abgeleitet werden können.[274]

---

[270] *Fangerau*, Ethik – eine Einführung, in *Noack/Fangerau/Vögele* (Hrsg.), Geschichte, Theorie und Ethik der Medizin (2007) 1 (1).

[271] *Peintinger,* Ethische Grundfragen in der Medizin (2008) 76 f.

[272] *Baumann*, Recht, Ethik, Medizin (2005) 49.

[273] *Pöltner*, Grundkurs Medizin-Ethik^2 (2006) 13.

[274] *Peintinger,* Ethische Grundfragen in der Medizin (2008) 75 f.

Zusätzlich kommt in einer pluralistischen Gesellschaft auch rechtlichen Normen eine erhöhte Bedeutung zu. Es ist aber zu bedenken, dass das Recht weder ein Ersatz für die Ethik, noch ein Garant für die Existenzgrundlage einer pluralistischen Gesellschaft sein kann.[275]

In Bezug auf die Erstellung medizinischer Gutachten wird sich der medizinische SV mit seinen Handlungen und Entscheidungen immer wieder in diesem Spannungsfeld zwischen Recht und Moral befinden.

Er wird die Erfahrung machen, dass rechtliche und moralische Normen sogar in einem Widerspruch zueinander stehen können.[276]

Dieser Umstand kann beim Gutachter zu Gewissenskonflikten führen. Er muss normative Schranken des Gesetzgebers gegen seine eigenen moralischen Vorstellungen abwiegen und durch kategorischen Ausschluss bestimmter Handlungsweisen oder Entscheidungen zu einem Gesamturteil in seinem Gutachten finden. Dabei hat er zusätzlich die Objektivität und Neutralität seiner Aussage zu bewahren.

Im Bereich der Medizinethik sind jedoch Recht und Ethik in ihrer Unterschiedlichkeit auch aufeinander angewiesen. Dort wo neue medizinische Möglichkeiten ärztlicher Handlungen rechtliche Normen erfordern, müssen in den Überlegungen auch ethische Überzeugungen mitberücksichtigt werden. Umgekehrt ist die Ethik in der Durchsetzung ihrer Kerngebiete auch auf rechtliche Unterstützung angewiesen. Die Belassung eines ethischen Handlungs- und Entscheidungsspielraumes stellt insbesondere für die ärztliche Tätigkeit einen wesentlichen Punkt dar.[277]

2.3.4 Das „moralische" Gewissen des Arztes

Der ethische Handlungs- und Entscheidungsspielraum nimmt in der gutachterlichen Funktion des Arztes einen wesentlichen Stellenwert ein. Es liegt in der Hand des ärztlichen Gutachters, welche ethischen und moralischen Überlegungen er mit seinem eigenen Gewissen vereinbaren kann und in sein Urteil einfließen lässt.

Nach *Mark Wicclair* verweist der Begriff des Gewissens auf die prinzipielle Moralfähigkeit jedes Einzelnen, in welcher eine nicht delegierbare, individuelle moralische Verantwortung für das eigene Handeln begründet ist.[278] Gleichzeitig wird unser Denken und Handeln auf einer unbewussten Ebene von Emotionen beeinflusst, welche auch die moralische Urteilsbildung erheblich mitbe-

---

[275] *Pöltner,* Grundkurs Medizin-Ethik^2 (2006) 15.

[276] *Peintinger,* Ethische Grundfragen in der Medizin (2008) 80.

[277] *Pöltner,* Grundkurs Medizin-Ethik^2 (2006) 16.

[278] *Schaupp,* Das Gewissen – ein verzichtbarer Begriff der medizinischen Ethik?, in *Kröll/Schaupp* (Hrsg.), System – Verantwortung – Gewissen in der Medizin (2012) 1 (14).

stimmen.[279] Persönliche Qualitäten wie Sorgfalt der Analyse, Empathiefähigkeit, Reflexivität und auch kognitives Wissen können nicht durch kommunikative Entscheidungsfindungsprozesse ersetzt werden, sondern hängen von der ethischen Kompetenz der jeweiligen Person ab.[280] „Gewissensentscheidungen" sind Entscheidungen, welche in Erkenntnis eines Konfliktes zweier ethischer Werte auf Basis und ethischer Abwägung (= Gewissensbefragung) dieser Werte erfolgen.[281]

Ärzte haben sich bis heute gegenüber der Gesellschaft und dem Staat eine gewisse moralische und rechtliche Eigenständigkeit bewahrt. Insbesondere durch die Berufsordnung der Ärztekammern als Standesordnung werden die Regeln entwickelt und deren Einhaltung überprüft.[282] Für eine bleibende Bedeutung des Gewissens des handelnden Arztes spricht jedenfalls die Tatsache, dass es immer noch Situationen gibt, in denen der Arzt allgemeine Richtlinien und ethische Prinzipien in Eigenverantwortung auslegen muss.[283]

2.4 Der medizinische SV unter dem Gesichtspunkt ethischer Normen und Verpflichtungen

2.4.1 Ethische Normen und Verhaltensregeln für medizinische SV in Österreich

Der Versuch sämtliche medizinethische Überlegungen und Anschauungen in rechtliche Normen oder Richtlinien zu bringen wird sich als äußerst schwierig gestalten. Das persönliche Ethos des jeweiligen Arztes als individueller Spielraum für Entscheidungen wird hierbei auf jeden Fall offen bleiben.

Dennoch stellt sich die Frage, ob es in Österreich ethische Normen oder ein Regelwerk für ethisches Verhalten in Hinblick auf die Tätigkeit des medizinischen SV gibt.

In der Delegiertenversammlung vom 04.04.1992 wurden vom Hauptverband der allgemein beeideten und gerichtlich zertifizierten SV Österreichs Standesregeln beschlossen, welche Pflichten und Verhaltensgrundsätze in Bezug auf

---

[279] *Bruns*, Emotionen in der Ethikberatung – Vergleich und Synopsis, in *Frewer/Bruns/Rascher* (Hrsg.), Medizin, Moral und Gefühl – Emotionen im ethischen Diskurs (2012) 303 (303).

[280] *Schaupp*, Das Gewissen – ein verzichtbarer Begriff der medizinischen Ethik?, in *Kröll/Schaupp* (Hrsg.), System – Verantwortung – Gewissen in der Medizin (2012) 1 (15).

[281] *Schauer*, Einführung in die medizinische Ethik, in *Resch/Wallner* (Hrsg.), Handbuch Medizinrecht (2011) 1033 (1058).

[282] *Bruchhausen/Schott*, Geschichte, Theorie und Ethik der Medizin (2008) 153.

[283] *Schaupp*, Das Gewissen – ein verzichtbarer Begriff der medizinischen Ethik?, in *Kröll/Schaupp* (Hrsg.), System – Verantwortung – Gewissen in der Medizin (2012) 1 (5).

die Erstellung von Gerichts- und Privatgutachten abhandeln. Dieses Regelwerk wurde in den Jahren 2004 und 2009 geändert und ergänzt.[284] Es beinhaltet m.E. eine Zusammenschau wesentlicher ethischer und rechtlicher Pflichten der SV-Tätigkeit in Österreich.

Die Erwartungen an den ethischen Rahmen der SV-Tätigkeit sind hoch. Sie umfassen unter anderem Punkte wie persönliche und fachliche Qualifikation, Vertrauenswürdigkeit, Aufklärung des Probanden über die Zweckmäßigkeit der Begutachtung, Erstellung von Gutachten nur aufgrund einer persönlichen Untersuchung und Vertraulichkeit in Bezug auf bekannt gewordene Details aus der Privat- bzw. Intimsphäre des einzelnen Probanden.[285]

Die österreichischen Standesregeln beinhalten allgemeine ethische Verhaltensgrundsätze wie z.B. Objektivität, Unabhängigkeit, Unparteilichkeit, vorwurfsfreies Verhalten sowohl innerhalb als auch außerhalb des Berufslebens, Wahrung des Standesansehens, Sorgfältigkeit und Gewissenhaftigkeit, Unterlassung von gesetz- oder sittenwidrigem Handeln, Verschwiegenheit insbesondere über Geschäfts- und Betriebsgeheimnisse, sowie ständige Weiterbildung auf dem jeweiligen Fachgebiet.[286] Zusätzlich werden in den Standesregeln auch das Werbeverbot und das Verhalten gegenüber anderen Kollegen in der SV-Tätigkeit abgehandelt.

Die zentrale österreichische Rechtsnorm medizinethischer Verpflichtung für den ärztlichen Gutachter stellt der Sachverständigeneid im SDG dar. Dieser Eid muss vor Eintragung des medizinischen SV in die Gerichtssachverständigenliste abgeleistet werden:

„Ich schwöre bei Gott, dem Allmächtigen und Allwissenden einen reinen Eid, dass ich Gegenstände eines Augenscheins sorgfältig untersuchen, die gemachten Wahrnehmungen treu und vollständig angeben und den Beruf und mein Gutachten nach bestem Wissen und Gewissen und nach den Regeln der Wissenschaft (der Kunst, des Gewerbes) angeben werde; so wahr mir Gott helfe!"[287]

Diese Eidesformel dient als unverzichtbarer normativer Grundsatz ethischen Verhaltens. Sie verpflichtet dazu, die Tatsachenermittlung im Rahmen der Befunderstellung mit größter Sorgfalt und vollständig durchzuführen. Wesentliche Untersuchungsergebnisse dürfen dabei nicht unterschlagen werden, das Gut-

---

[284] *Hauptverband der allgemein beeideten und gerichtlich zertifizierten Sachverständigen Österreichs*, Standesregeln (2009) 3.

[285] *Foerster*, Zur Verantwortung des medizinischen Sachverständigen, MED SACH 2004, 181 (184).

[286] *Hauptverband der allgemein beeideten und gerichtlich zertifizierten Sachverständigen Österreichs*, Standesregeln (2009) 5 f.

[287] § 5 Abs. 1 SDG.

achten darf nicht unvollständig ausfallen. Zusätzlich müssen dabei der aktuelle Wissensstand und die jüngsten Erkenntnisse der medizinischen Wissenschaft mitberücksichtigt werden.

Mit dem Begriff des Gewissens ist m.E. das „moralische" Gewissen des jeweiligen medizinischen SV gemeint, welches dem persönlichen Ethos gleichgesetzt werden kann. Es ist für den individuellen Entscheidungsspielraum des einzelnen Gutachters verantwortlich. Dies bedeutet aber gleichzeitig, dass sich das persönliche Ethos nicht vollständig in gesetzliche Normen gießen lässt.

2.4.2 Der medizinische SV im Lichte der Verantwortungs- und Folgenethik

Die Erstellung medizinischer Gutachten bzw. die Ausstellung von ärztlichen Zeugnissen ist eine sehr verantwortungsvolle Aufgabe.

Im Rahmen der Gutachtertätigkeit nimmt der Arzt eine neue Rolle ein. Er übernimmt dabei zusätzliche Verantwortung, die über die alleinige ärztliche Verantwortung hinausgeht. Dabei trägt er nicht nur die Verantwortung gegenüber den von ihm zu begutachtenden Personen, sondern auch gegenüber dem Auftraggeber des Gutachtens und letztlich auch gegenüber unserer Gesellschaft mit der Gesamtheit aller Bürger.[288]

Der ärztliche Gutachter ist stets mit Erwartungshaltungen des Patienten, der einzelnen Parteien, des Auftraggebers und unserer Gesellschaft konfrontiert. Die Erwartungen sind oft unterschiedlich bzw. gegensätzlich.

Dabei kann sich ein Konflikt zwischen den Interessen des einzelnen Patienten und der Gesellschaft ergeben. Ein Beispiel hierfür wäre, wenn der medizinische SV im Rahmen eines Gutachtensauftrages für eine Versicherungsanstalt vom Probanden angehalten wird, ihm zu einer Versicherungsleistung zu verhelfen, auf die er keinen Anspruch hat.[289]

In solchen Situationen muss der medizinische SV eine Entscheidung treffen, welche auch die Verantwortung gegenüber der Gesellschaft und dem Gesetzgeber berücksichtigt. Gefälligkeitsgutachten für Einzelpersonen sind demnach zu unterlassen. Auch im Rahmen von Krankschreibungen darf der Arzt keine Gefälligkeitsatteste ausstellen, ohne sich dabei mit der entsprechenden ärztlichen Sorgfaltspflicht über den Zustand des Patienten zu vergewissern. Dieser Verantwortung muss sich der Mediziner bewusst sein und dementsprechend hat er von unethischem und gesetzwidrigem Verhalten Abstand zu nehmen.

---

[288] *Foerster*, Zur Verantwortung des medizinischen Sachverständigen, MED SACH 2004, 181 (181).

[289] *Weltärztebund*, Handbuch der ärztlichen Ethik (2005) 60.

76

Ein Prinzip der ethischen Urteilsbildung besteht im teleologischen (griechisch: telos = Ziel, Zweck) Ansatz. Die Entscheidungsfindung stützt sich dabei auf die Folgen einer Handlung. Der Maßstab der Folgen ist nach dem sogenannten Utilitätsprinzip (lateinisch: utilitas = Nutzen) der Nutzen, den die Folgen einer Handlung bewirken.[290]

Der Utilitarismus als eine Form der Folgenethik wurde vom englischen Kolonialökonom und Philosophen John Stuart Mill (1806 – 1873) als einzige Grundlage der Moral gesehen. Als Sohn des Historikers und Theologen James Mill (1773 – 1836) wollte er das vom Juristen und Philosophen Jeremy Bentham (1748 – 1832) begründete und von seinem Vater fortgeführte Utilitätsprinzip als allgemein gültiges Moralkonzept vollenden.[291]

Der Utilitarismus als teleologisches Konzept beeinflusst das moralische Handeln in vielen Kulturkreisen und großen Teilen der Welt. Das Grundkonzept moralischer Zielvorstellungen beruht dabei nicht auf dem Nutzen des Einzelnen, sondern auf dem Nutzen und die positiven Folgen einer Handlung in Bezug auf die Allgemeinheit.[292]

Im Sinne der Folgen- bzw. Verantwortungsethik hat sich der medizinische SV für die Folgen seiner Entscheidungen und Handlungen zu verantworten. In Hinblick auf die Verantwortung gegenüber der Gesellschaft wird er in der Gutachtertätigkeit immer wieder mit der Frage konfrontiert sein, welcher Nutzen bzw. welche Folgen seiner Gutachtensentscheidungen sich für die Gesellschaft ableiten. Diese Konsequenzen seiner Handlungen müssen im Rahmen seiner Entscheidungsfindung mitberücksichtigt werden.

2.4.3 Persönliche Verantwortung

Bekommt der medizinische SV einen Auftrag zur Erstellung eines Gutachtens, so hat er diesen Auftrag unter persönlicher Verantwortung auszuführen. Dabei darf er sich Hilfskräften bedienen, die unter seiner Aufsicht stehen.[293]

Die Erstellung von medizinischen Gutachten ohne Beiziehung von Mitarbeitern bzw. Hilfspersonen ist in der Praxis kaum vorstellbar. Die Durchführung von radiologischen und elektrophysiologischen Untersuchungen oder von laborchemischen Tests, sowie Verwaltungs- und Sekretariatstätigkeiten erfolgt meistens

---

[290] *Pöltner*, Grundkurs Medizin-Ethik[2] (2006) 40.

[291] *Bruchhausen/Schott*, Geschichte, Theorie und Ethik der Medizin (2008) 159.

[292] *Peintinger*, Ethische Grundfragen in der Medizin (2008) 54.

[293] *Hauptverband der allgemein beeideten und gerichtlich zertifizierten Sachverständigen Österreichs*, Standesregeln (2009) 10.

nicht durch den Gutachter selbst. Auch ärztliche Mitarbeiter können als Hilfskräfte herangezogen werden.[294]

Im Falle eines Verschuldens eines Erfüllungsgehilfen haftet der medizinische SV für dessen Verschulden wie für sein eigenes.[295] Diese Gehilfenzurechnung hat in der Praxis große Bedeutung, da der ärztliche Gutachter die Letztverantwortung darüber trägt, welche Person er mit welcher Aufgabenstellung bzw. Anordnung betraut.

Die beauftragten Hilfskräfte müssen unter der Aufsicht des SV stehen. Die bloße Unterzeichnung einer nicht kontrollierten, eigenständigen Arbeit anderer Personen durch den allgemein beeideten und gerichtlich zertifizierten SV ist nicht gestattet.[296]

Wenn jemand für eine andere Person gegen Bezahlung einen Auftrag zur Erstellung eines Werkes annimmt, entsteht ein Werkvertrag.[297]

Im Rahmen der Erstellung von Privatgutachten besteht zwischen der jeweiligen Privatperson als Auftraggeber und dem Gutachter ein Werkvertrag. Nach § 1151 Abs. 1 ABGB ist der medizinische SV verpflichtet, die persönliche Verantwortung über die Gutachtenserstellung zu übernehmen. Eine Substitution des Auftrages in Form von Sub- oder Hilfsgutachten anderer Gutachter ist demnach nur nach Zustimmung des Auftraggebers legitim.[298]

Die persönliche Verantwortung des medizinischen SV für den Gutachtensauftrag liegt auch in der Delegation von der gutachterlichen Untersuchung an ärztliche Mitarbeiter. Eine Beiziehung sachkundiger, erfahrener ärztlicher Mitarbeiter für gutachterliche Untersuchungen erscheint umso eher durchführbar, je stärker sich der Untersuchungsgang auf objektivierbare und gut dokumentierte Organbefunde des Patienten stützt. Komplexe Befindlichkeitsstörungen sowie sämtliche psychischen oder psychosomatischen Krankheitsbilder bedürfen jedoch einer persönlichen Exploration durch den jeweiligen Gutachter.[299]

---

[294] *Feddern/Widder*, Die Pflicht des gerichtlichen Gutachters zur persönlichen Untersuchung, MED SACH 2009, 93 (93).

[295] § 1313a ABGB.

[296] *Hauptverband der allgemein beeideten und gerichtlich zertifizierten Sachverständigen Österreichs*, Standesregeln (2009) 10.

[297] § 1151 Abs. 1 ABGB.

[298] *Schmidt*, Privatgutachten, in *Krammer/Schiller/Schmidt/Tanczos* (Hrsg.), Sachverständige und ihre Gutachten – Handbuch für die Praxis (2012) 83 (86).

[299] *Feddern/Widder*, Die Pflicht des gerichtlichen Gutachters zur persönlichen Untersuchung, MED SACH 2009, 93 (95).

Das gute medizinische Gutachten hebt sich dadurch hervor, dass wesentliche Untersuchungsergebnisse vom erfahrenen medizinischen SV nochmals selbst überprüft und befundet werden.[300]

Im Gerichtsverfahren ist der medizinische SV verpflichtet das Gutachten persönlich zu erstatten. Das Vertrauen des Richters in die persönliche Integrität und in die Sachkenntnisse des jeweiligen SV ist in Hinblick auf die Beweiswürdigung des Gutachtens ausschlaggebend.[301]

2.4.4 Eigenverantwortung

Im Rahmen der Entscheidung, welcher medizinische SV den Auftrag für ein bestimmtes Gutachten bekommt, sind die Auftraggeber (z.B. Richter, Behörde) auch auf die Eigenverantwortung des Gutachters angewiesen.[302]

In der Praxis kann es in der Bestellung des richtigen medizinischen SV zu Fehlgriffen kommen. Hier liegt es in der Eigenverantwortlichkeit des jeweiligen Gutachters, den Auftraggeber darauf hinzuweisen.

Die Eigenverantwortung als ethische Pflicht des medizinischen Gutachters liegt auch in der Erkennung seiner eigenen Fähigkeiten und Grenzen. Demnach ist er verpflichtet, seine Position in Hinblick auf Unparteilichkeit oder Parteilichkeit richtig einzuschätzen. Gleichzeitig muss er sowohl die eigenen Grenzen der Fähigkeit, Gutachten zu erstellen, als auch die Grenzen der Aussagen von Gutachten kennen.[303]

Körperliche und geistige Eignung sind Grundvoraussetzungen für die SV-Tätigkeit. Sie gelten als eine der Voraussetzungen der Eintragung in die Liste der allgemein beeideten und gerichtlich zertifizierten SV und Dolmetscher in Österreich.[304]

Unvollständige Gutachten oder Falschgutachten können durch mangelnde Leistungsfähigkeit, Müdigkeit, Krankheit oder Überlastung des medizinischen SV entstehen.

Burnout als einschneidende Diagnose wird bei Ärzten sehr häufig gestellt. Mittlerweile sind ca. 30 % aller Mediziner, in manchen Fachdisziplinen sogar 50 %

---

[300] *Toparkus*, Typische Fehler in der Begutachtung – aus sozialrechtlicher Sicht, MED SACH 2012, 230 (232).

[301] *Tanczos*, Richter und ihre Sachverständigen, in *Krammer/Schiller/Schmidt/Tanczos* (Hrsg.), Sachverständige und ihre Gutachten – Handbuch für die Praxis (2012) 53 (58).

[302] *Jahn*, Das medizinische Gutachten im Rahmen der außergerichtlichen Schlichtung bei Medizinschadensfällen, in *Staudinger/Thöni* (Hrsg.), Das Medizinische Gutachten im Verfahren (2010) 13 (23).

[303] *Wiesing*, Verantwortung und Ethik in der Begutachtung, MED SACH 2008, 125 (128).

[304] § 2 Abs. 2 Z 1 lit d SDG.

der Ärzte davon betroffen.[305] Diese vorliegenden hohen Zahlen von Burnout-Fällen sind ein deutliches Warnsignal für den ärztlichen Berufsstand. Unter den unmittelbar davon Betroffenen werden Warnsignale des eigenen Körpers oftmals nicht wahrgenommen, verdrängt oder ignoriert.

Die Hauptverantwortung für sich selbst liegt beim einzelnen Arzt. Im Sinne der ethischen Eigenverantwortung ist er verpflichtet die eigenen beruflichen und privaten Stressfaktoren zu eruieren und adäquate Bewältigungsstrategien zu entwickeln.[306]

2.4.5 Sorgfaltspflicht

Bei der Beurteilung der Sorgfaltspflicht müssen grundsätzlich zwei Maßstäbe voneinander unterschieden werden:

Der allgemeine objektive Maßstab der Sorgfaltspflicht ergibt sich aus § 1297 ABGB. Der Durchschnittsmensch ist dabei die Maßstabsfigur. Jedermann hat diese notwendige Sorgfalt einzuhalten.[307] § 1299 beinhaltet den erhöhten Sorgfaltsmaßstab für SV. Jeder SV muss an dieser überdurchschnittlichen Sorgfaltspflicht gemessen werden. Aus subjektiven Gründen kann er sich dabei nicht entlasten.[308]

Auch in den Postulaten des österreichischen Verhaltenskodex des Hauptverbandes der allgemein beeideten und gerichtlich zertifizierten Sachverständigen Österreichs wird ausdrücklich auf diese Sorgfaltspflicht hingewiesen. Dabei verpflichtet sich der SV mit der Ablegung seines Eides, jede SV-Tätigkeit unabhängig vom jeweiligen Auftraggeber sorgfältig und gewissenhaft zu verrichten.[309]

Die Sorgfaltspflicht als ethischer und rechtlicher Grundsatz ist im Bereich der SV-Tätigkeit unverzichtbar. Sie soll gewährleisten, dass trotz der geforderten Verfahrensbeschleunigung und Prozessökonomie, und trotz Zunahme der Anzahl von Patientenklagen, jedes einzelne Gutachten mit der dafür notwendigen Akribie erstellt wird. Kommerzielle Eigeninteressen dürfen nicht dazu führen, möglichst viele Gutachten in möglichst kurzer Zeit zu absolvieren. Höher

---

[305] *Bergner*, Burnout bei Ärzten – Arztsein zwischen Lebensaufgabe und Lebens-Aufgabe² (2010) 1.

[306] *Weltärztebund*, Handbuch der ärztlichen Ethik (2005) 90.

[307] *Schmidt*, Privatrechtliche Einzelfragen, in *Krammer/Schiller/Schmidt/Tanczos* (Hrsg.), Sachverständige und ihre Gutachten – Handbuch für die Praxis (2012) 91 (102).

[308] *Kerschner*, Zivilrechtliche Verantwortung der Sachverständigen in Umweltverfahren, in *Janauer/Kerschner/Oberleitner* (Hrsg.), Der Sachverständige in Umweltverfahren (1999) 81 (83).

[309] *Hauptverband der allgemein beeideten und gerichtlich zertifizierten Sachverständigen Österreichs*, Standesregeln (2009) 5 f.

geordnete Allgemeininteressen und die nötige Sorgfalt müssen immer im Vordergrund stehen.

2.4.6 Sachverstand

Neben der persönlichen Eignung des medizinischen SV ist seine fachliche Kompetenz ein unverzichtbarer Bestandteil seiner Tätigkeit.

Sachverstand bedeutet, dass der medizinische Gutachter als Fachmann in seiner entsprechenden Fachdisziplin von der Sache etwas verstehen muss. Im Rahmen eines Verfahrens nimmt er eine Gehilfenstellung des Richters ein. Der Richter als medizinischer Laie ist auf den medizinischen SV als wissensvermittelnde Informationsquelle angewiesen.

Die permanente Zunahme der Datenflut an Wissen und Erfahrung, sowie die Komplizierung der Lebensverhältnisse begründen die zunehmende Bedeutung des SV in allen Verfahren.[310]

Das Gericht muss vor der Eintragung des medizinischen SV in die SV-Liste alle Lebensbereiche des angehenden gerichtlichen Gutachters überprüfen. Insbesondere sind dabei die berufliche Laufbahn und Tätigkeit zu beurteilen, da die dort gewonnenen Sachkenntnisse und Erfahrungen als Grundlage für die SV-Tätigkeit gelten.[311]

Das medizinische Wissen des SV setzt sich demnach aus zwei wesentlichen Grundpfeilern zusammen. Die tragende Säule ist der eigentliche medizinische Wissensstand des einzelnen Mediziners und darauf aufbauend seine zunehmende berufliche Erfahrung.

Das medizinische Grundwissen erwirbt der medizinische SV während seiner universitären Ausbildung, die in Österreich derzeit je nach Ausbildungsstandort fünf oder sechs Jahre dauert. Gerade in der universitären medizinischen Grundlagenvermittlung wurden die Lehrpläne innerhalb der vergangenen fünfzehn Jahre in Österreich gravierend geändert und laufend adaptiert. Der frühzeitige Kontakt und die Kommunikation mit dem Patienten sollen im Vordergrund stehen. Das klinische Training und Lernen am Patientenbett ist dabei ein essentieller Bestandteil der humanmedizinischen Ausbildung.

Um in Österreich als Arzt tätig zu werden, muss anschließend an die universitäre Ausbildung eine postpromotionelle Ausbildung angeschlossen werden. Das

---

[310] *Krammer*, Die „Allmacht" des Sachverständigen – Überlegungen zur Unabhängigkeit und Kontrolle der Sachverständigentätigkeit, in Schriftenreihe Niederösterreichische Juristische Gesellschaft Heft 54 (1990) 1 (9).

[311] *Kröll*, Rechtsfragen bei der Erstellung medizinischer Gutachten, in *Resch/Wallner* (Hrsg.), Handbuch Medizinrecht (2011) 1007 (1015).

Ärztegesetz (§§ 7 – 27 ÄrzteG) sowie die österreichische Ärzteausbildungsordnung bilden dafür die rechtlichen Grundlagen.

Für die Ausbildung zum Arzt für Allgemeinmedizin muss im Rahmen eines Arbeitsverhältnisses eine mindestens dreijährige praktische Ausbildung in einer anerkannten Ausbildungsstelle, Lehrpraxis, Lehrgruppenpraxis oder einem Lehrambulatorium absolviert werden.[312] Die Voraussetzung zur Erlangung der Berufsberechtigung als Facharzt in einem entsprechenden Sonderfach besteht in einer mindestens sechsjährigen praktischen Ausbildung im Rahmen eines Arbeitsverhältnisses.[313] Die erfolgreiche Absolvierung der entsprechenden Ausbildungsinhalte muss in Form von Rasterzeugnissen bestätigt werden. Zusätzlich muss auch eine Prüfung abgelegt werden.

Auch im Bereich der postpromotionellen Ausbildung werden derzeit Diskussionen über entsprechende Ausbildungsinhalte und Verbesserungen in der Ausbildungsqualität geführt. In den einzelnen Kernfächern zeichnet sich eine zunehmende Aufsplitterung in einzelne medizinische Subspezialitäten ab. Dabei kann weder von Lehrenden noch von Lernenden das gesamte Wissensgebiet abverlangt werden. Vielmehr wird darüber nachgedacht, welches Wissen und welche Neuerungen in der Medizin vermittelt werden sollen. Von der österreichischen Ärztekammer gibt es auch Überlegungen dahingehend, Audits zur Überprüfung der Ausbildungsqualität in den einzelnen Ausbildungsstätten durchzuführen.

Insbesondere für den medizinischen SV stellt die Spezialisierung in vielen Sonderfächern eine große Herausforderung in Hinblick auf seinen Sachverstand dar. Durch die zunehmende Aufsplitterung in Subspezialitäten nimmt auch die Komplexität der einzelnen Fragestellungen zu. Dabei kann es mitunter erforderlich werden, zusätzliche Hilfs- oder Subgutachten anzufordern. Sofern das jeweilige Sonderfach des medizinischen SV die Fragestellungen nicht vollständig abdecken kann, ist es die Pflicht des Gutachters, den entsprechenden Auftraggeber darüber zu informieren. Übernimmt ein medizinischer SV einen Gutachtensauftrag ohne die dafür notwendigen Kenntnisse oder Fähigkeiten zu besitzen, so besteht eine objektive Sorgfaltswidrigkeit im Sinne der Einlassungsfahrlässigkeit.

Ein Beispiel aus der Praxis stellt das Sonderfach für Innere Medizin dar. Einem Gutachter in dieser Fachdisziplin wird es nicht möglich sein, sämtliche Subspezialitäten (z.B. Angiologie, Kardiologie, Pneumologie, Hämatologie, Onkologie, Nephrologie, Gastroenterologie, Hepatologie, Rheumatologie, Endokrinologie, Infektionskrankheiten, Intensivmedizin etc.) seines Faches abzudecken.

---

[312] § 7 Abs. 1 Z 1 ÄrzteG.

[313] § 8 Abs. 1 Z 1 ÄrzteG.

Er muss sich auch Nichtwissen eingestehen können, Kompetenzüberschreitungen vermeiden, und den Richter oder die Behörde davon informieren.

Grundsätzlich darf der Arzt für Allgemeinmedizin im gesamten Bereich der Medizin gutachterlich tätig sein, sofern er die entsprechenden Kenntnisse und Fähigkeiten hat. Fachärzte hingegen sind entsprechend § 31 Abs. 3 ÄrzteG auf das jeweilige Sonderfach beschränkt. Das Annehmen von fachüberschreitenden ärztlichen Gutachtensaufträgen ist nicht erlaubt.[314]

Berufsrechtlich besteht für Ärzte eine Fortbildungspflicht. Demnach ist der Arzt verpflichtet, sich laufend im Rahmen von anerkannten Fortbildungen der Landesärztekammern, der Bundesärztekammer oder anerkannten ausländischen Fortbildungsprogrammen fortzubilden.[315]

Die Fortbildung hat den Zweck, den ausgebildeten Arzt am aktuellen Wissensstand der raschen Entwicklungen in der Medizin zu halten. Die Weiterbildung hingegen ist eine freiwillige Bildungsmaßnahme des jeweiligen Mediziners. Sie kann als zusätzlicher Qualifikationserwerb bzw. als Vertiefung einzelner Schwerpunkte im jeweils zugelassenen Tätigkeitsbereich des Arztes verstanden werden.[316]

Auch wenn der Arzt nicht selbst im Forschungsbereich tätig ist, so muss er die neuen Forschungen im eigenen Fachgebiet verfolgen. Um sich auf dem aktuellen Wissensstand zu halten, wird er medizinische Fortbildungsprogramme besuchen, medizinische Fachzeitschriften studieren, und sich mit sachkundigen Kollegen austauschen.[317]

Der medizinische SV wird sich in seinem Gutachten z.T. auch auf medizinische Literatur stützen und damit sein Gutachten nachprüfbar und evidenzbasiert machen. Dies erscheint insbesondere bei Innovationen, bei Schulenstreit, bei verlassenen Methoden, und zum Ausschluss von Diskrepanzen mit vorhandenen Leitlinien notwendig.[318] Häufig werden Literaturzitate auch dazu benützt, die eigene Meinung des SV zu stützen. Etwaige gegenteilige Publikationen bleiben dabei oft unberücksichtigt. Aus ethischer und rechtlicher Sicht besteht jedoch die Pflicht des medizinischen SV darin, gegenteilige Ergebnisse und Ansichten

---

[314] *Kopetzki*, Die Stellung des Sachverständigen nach dem Ärztegesetz, in *Diemath/Grabner/Kopetzki/Zahrl* (Hrsg.), Das ärztliche Gutachten[5] (2008) 33 (36).

[315] § 49 Abs. 1 ÄrzteG.

[316] *Wallner*, Handbuch Ärztliches Berufsrecht (2011) 124.

[317] *Weltärztebund*, Handbuch der ärztlichen Ethik (2005) 77.

[318] *Hansis*, Begutachtung vorgeworfener ärztlicher Behandlungsfehler – „das gute Gutachten", MED SACH 2006, 10 (12).

der Literatur zu zitieren und zu diskutieren.[319] Dabei muss die verwendete Literatur im Gutachten auch dementsprechend offengelegt werden.

Die Herausforderung für den medizinischen SV in der beruflichen Fort- und Weiterbildung liegt in der zunehmenden Wissens- und Datenflut in der medizinischen Wissenschaft. Das Wissen in vielen Teilgebieten der Medizin hat sich in den letzten Jahren vervielfacht. Im Zeitalter der Informationstechnologie ist es zunehmend leichter, über medizinische Datenbanken zu den aktuellsten Publikationen zu gelangen. Dabei müssen Strategien erlernt werden, die Auswahl des richtigen Datenmaterials zu treffen und die entsprechenden Zusammenhänge in der Flut an Informationen zu erkennen. Grundkenntnisse der medizinischen Statistik sind dazu notwendig, um das Gelesene zu verstehen und unterschiedliche Studienqualitäten zu erkennen und richtig zu beurteilen.

Der medizinische SV hat die Pflicht zu prüfen, inwieweit für die Beurteilung eines Sachverhaltes publizierte Literatur im Sinne einer Evidenz-basierten Medizin vorliegt, und ob die vorliegenden Daten auf den Einzelfall abstellbar sind.[320] Studien mit großer Patientenzahl sind nicht ohne weiteres auf spezielle Einzelfälle anwendbar.[321] Auch bei der Beurteilung von Behandlungsfehlern muss berücksichtigt werden, dass Evidenz-basierte Leitlinien nicht sklavisch in jedem Einzelfall eingehalten werden können.[322]

Im Rahmen der medizinischen Fort- und Weiterbildung gewinnen die elektronischen Medien (z.B. E-Journal, E-Book, E-Paper, Datenbanken) zunehmend an Bedeutung. Ein wesentlicher Bestandteil ärztlicher Weiterbildung besteht m.E. aber auch im Austausch mit Kollegen derselben und insbesondere anderer Fachdisziplinen. Dabei ist es wichtig, gegenseitige Erfahrungen zu diskutieren, Wissen gegenseitig auszutauschen, einzelne Gutachtensergebnisse zu hinterfragen, aber auch Fehleinschätzungen und eigene Schwachpunkte besser zu erkennen. Jedes einzelne Gutachten stellt einen Lerneffekt auch für den schon erfahrenen medizinischen SV dar.

Die Fort- und Weiterbildung kann m.E. sowohl als berufsethische als auch als berufsrechtliche Pflicht des medizinischen SV gesehen werden. Trotz reglementierter Fortbildungsdiplome, -zeugnisse, -zertifikate und Rezertifizierungen, liegt es immer auch in der Verantwortung des jeweiligen Mediziners, ob

---

[319] *Kienzle*, Das ärztliche Gutachten im Arzthaftungsverfahren – Objektivität und Subjektivität: Vermeidbare Schwächen, MED SACH 2008, 182 (183).

[320] *Kienzle*, Das ärztliche Gutachten im Arzthaftungsverfahren – Objektivität und Subjektivität: Vermeidbare Schwächen, MED SACH 2008, 182 (183).

[321] *Fraunbaum/Plank*, Das medizinische Sachverständigengutachten im Leistungsstreit zwischen Patient und Krankenversicherungsträger!, in *Staudinger/Thöni* (Hrsg.), Das Medizinische Gutachten im Verfahren (2010) 127 (137).

[322] *Bruchhausen/Schott*, Geschichte, Theorie und Ethik der Medizin (2008) 220.

und welches Fort- und Weiterbildungsangebot er nützt. Durch die Aneignung von neuen Kenntnissen und Erfahrungen soll der eigene Wissenshorizont im jeweiligen Fachgebiet erweitert und zusätzlicher Weitblick gewonnen werden. Das Konzept des lebenslangen Lernens gilt auch für den medizinischen SV.

Um als medizinischer SV für Gerichte tätig zu werden, müssen nach Beendigung der Ausbildung zum Arzt für Allgemeinmedizin und/oder zum Facharzt eines Sonderfaches im Rahmen einer Zertifizierung und Beeidigung zusätzliche Kenntnisse und Voraussetzungen nachgewiesen werden. Damit soll auch sichergestellt werden, dass allgemein beeidete und gerichtlich zertifizierte Sachverständige einer Qualitätssicherung unterliegen.[323] Eine Eintragung in die Liste der allgemein beeideten gerichtlichen SV und Dolmetscher darf nur auf Grund eines schriftlichen Antrags vollzogen werden.[324]

Dafür müssen für den jeweiligen Bewerber folgende Voraussetzungen vorliegen: Sachkunde und spezielle Kenntnisse, eine fünfjährige ärztliche Tätigkeit in verantwortlicher Stellung, volle Geschäftsfähigkeit, körperliche und geistige Eignung, Vertrauenswürdigkeit, österreichische Staatsbürgerschaft oder Staatsangehörigkeit eines EWR-Raumes oder der Schweiz, gewöhnlicher Aufenthalt oder Ort der beruflichen Tätigkeit im Sprengel des Landesgerichts, geordnete wirtschaftliche Verhältnisse und der Abschluss einer Haftpflichtversicherung.[325] Im Rahmen des Eintragungsverfahrens muss der entscheidende Präsident des jeweiligen Landesgerichts ein Gutachten der Zertifizierungskommission einholen.[326] Dabei sind vom medizinischen SV unter anderem Grundkenntnisse der ZPO, der StPO, wesentliche Bestimmungen des SDG, des GebAG, Bestimmungen über Leistungsstörungen und Schadenersatz des ABGB, sowie Bestimmungen des StGB über strafbare Handlungen gegen die Rechtspflege zu verlangen.[327] Die Eintragung in die SV-Liste erfolgt zunächst auf fünf Jahre befristet und kann danach auf Antrag um jeweils fünf Jahre verlängert werden.[328]

Die Pensionierung eines in die SV-Liste eingetragenen medizinischen Gutachters ist bei entsprechender Sachkunde kein Grund für die Entziehung der SV-Eigenschaft. Es gibt auch keine gesetzliche Altersgrenze für die SV-Tätigkeit.[329]

---

[323] *Zahrl*, Das Sachverständigen- und Dolmetschergesetz im Überblick, in *Diemath/Grabner/Kopetzki/Zahrl* (Hrsg.), Das ärztliche Gutachten[5] (2008) 15 (16).

[324] § 4 Abs. 1 SDG.

[325] § 2 Abs. 2 SDG.

[326] § 4 Abs. 2 SDG.

[327] *Zahrl*, Das Sachverständigen- und Dolmetschergesetz im Überblick, in *Diemath/Grabner/Kopetzki/Zahrl* (Hrsg.), Das ärztliche Gutachten[5] (2008) 15 (20).

[328] § 6 Abs. 1 SDG.

[329] *Kröll*, Rechtsfragen bei der Erstellung medizinischer Gutachten, in *Resch/Wallner* (Hrsg.), Handbuch Medizinrecht (2011) 1007 (1017).

Auch eine nicht in die SV-Liste eingetragene sachkundige Person kann vom Gericht ad hoc als SV bestellt und beeidet werden.[330]

2.4.7 Unabhängigkeit und Unparteilichkeit

Jedermann hat das Recht auf ein faires Verfahren. Zivilrechtliche Ansprüche und Verpflichtungen sind von einem unabhängigen und unparteiischen Gericht zu entscheiden.[331] Demnach sind Mitgliedstaaten der EU verpflichtet, Zugang zu einem unabhängigen Gericht zu gewährleisten. Regelungen in Bezug auf die Zulässigkeit von Beweismitteln (Zeugenaussagen, SV-Gutachten, Privatgutachten etc.) oder deren rechtlicher Beurteilung durch das Gericht sind jedoch in Art. 6 EMRK nicht enthalten.[332]

Der Verfasser eines medizinischen Gutachtens hat dieses unabhängig, unparteilich und nach bestem Wissen und Gewissen zu erstatten.[333] Er ist verpflichtet dem Auftraggeber eines medizinischen Gutachtens unverzüglich und in allen Stadien der Gutachterarbeit sämtliche Gründe mitzuteilen, welche seine Unabhängigkeit, Objektivität oder Unparteilichkeit in Frage stellen.[334] Der SV muss unmittelbar nach seiner Beauftragung durch Aktenstudium und erste Ermittlungen prüfen, ob er unbefangen ist.[335]

Beispiele für Befangenheitsgründe sind unter anderem, wenn der medizinische SV zu einem Beteiligten intensive Geschäftsbeziehungen hat, wenn er einer Partei bereits ein Privatgutachten in derselben Angelegenheit erstattet hat, oder wenn er mit einem Beteiligten im Konflikt steht.[336] Einer Druckausübung von Seiten des Auftraggebers zur Erreichung eines bestimmten Endergebnisses darf sich der medizinische SV nicht unterordnen. Die Unabhängigkeit und Unparteilichkeit müssen gewahrt bleiben.

---

[330] *Zahrl*, Das Sachverständigen- und Dolmetschergesetz im Überblick, in *Diemath/Grabner/Kopetzki/Zahrl* (Hrsg.), Das ärztliche Gutachten⁵ (2008) 15 (16).

[331] Art. 6 Abs. 1 EMRK.

[332] *Hellbert*, Verfahrensrechtliche Garantien im Zusammenhang mit medizinischen Gutachten im Zivilprozess, in *Staudinger/Thöni* (Hrsg.), Das Medizinische Gutachten im Verfahren (2010) 45 (46).

[333] *Becker*, Das professionelle Gutachten – Anforderungen aus rechtlicher Sicht, MED SACH 2008, 85 (86).

[334] *Hauptverband der allgemein beeideten und gerichtlich zertifizierten Sachverständigen Österreichs*, Standesregeln (2009) 9.

[335] *Tanczos*, Richter und ihre Sachverständigen, in *Krammer/Schiller/Schmidt/Tanczos* (Hrsg.), Sachverständige und ihre Gutachten – Handbuch für die Praxis (2012) 53 (57).

[336] *Becker*, Das professionelle Gutachten – Anforderungen aus rechtlicher Sicht, MED SACH 2008, 85 (87).

2.4.8 Objektivität, Emotionen, Empathie und Mitleidsmoral

Der medizinische SV unterstützt das Gericht oder die Behörde, objektive Anhaltspunkte in der Beurteilung eines konkreten Sachverhalts zu gewinnen.[337] Neben Unabhängigkeit und Neutralität ist die Objektivität eine weitere als selbstverständlich angesehene Forderung an den Gutachter. Im allgemeinen Sprachgebrauch steht der Begriff für eine nicht von Gefühlen und Vorurteilen bestimmte Unvoreingenommenheit, welche unabhängig von einem Subjekt und dessen Bewusstsein existiert.[338]

Bei der Bestellung eines medizinischen Gutachters müssen diese Qualifikationen berücksichtigt werden. Neben der hervorragenden Beherrschung des eigenen Fachgebietes, steht die Objektivität in jedem Fall vor der Kollegialität. In diesem Zusammenhang sind die berufliche, soziale und emotionale Unabhängigkeit unabdingbar.[339]

Unsere menschlichen Handlungen und Entscheidungen, insbesondere das gute bzw. ethische Handeln ist mit unseren Emotionen eng verbunden. Allerdings ist die genaue Rolle der Gefühle im Handeln schwer zu bestimmen. Emotionen bzw. Gefühle haben offenbar eine Wahrnehmungs- und Bewertungsfunktion im Denken und Handeln, eine exakte Definition bleibt aber offen.[340]

Die entscheidende ethische Herausforderung für den medizinischen SV in der Begutachtung von Patienten und deren Kranken- bzw. Lebensgeschichten besteht darin, sich nicht von subjektiven Gefühlen bzw. persönlichen Emotionen in seinen Handlungen und Entscheidungsfindungen treiben zu lassen, sondern die notwendige emotionale Distanz zum jeweiligen Probanden und dessen Einzelschicksal aufzubauen. Andererseits müssen der zu begutachtenden Person im Untersuchungsgang auch das notwendige Einfühlungsvermögen und Vertrauen entgegengebracht werden, um im offenen Gespräch entscheidende Tatsachen und Informationen wahrzunehmen.

Die Empathie des jeweiligen Gutachters ist eine grundlegende Komponente im zwischenmenschlichen Miteinander. Sie dient dazu, den anderen zu verstehen

---

[337] *Krammer*, Die „Allmacht“ des Sachverständigen – Überlegungen zur Unabhängigkeit und Kontrolle der Sachverständigentätigkeit, in Schriftenreihe Niederösterreichische Juristische Gesellschaft Heft 54 (1990) 1 (11).

[338] *Marx*, Objektivität des Gutachters – Eine notwendige Illusion?, MED SACH 2012, 218 (218).

[339] *Kienzle*, Das ärztliche Gutachten im Arzthaftungsverfahren – Objektivität und Subjektivität: Vermeidbare Schwächen, MED SACH 2008, 182 (184).

[340] *Fröhlich*, Fühlen – Handeln – Denken – Das Problem der Motivation und seine Bedeutung für die Ethik und die klinische Ethikberatung, in *Frewer/Bruns/Rascher* (Hrsg.), Medizin, Moral und Gefühl – Emotionen im ethischen Diskurs (2012) 21 (21 ff).

und seinen inneren Bezugsrahmen wahrzunehmen.[341] Die Tatsachenermittlung und Urteilsbildung sind angewiesen auf die Wahrnehmungen des Gutachters. Im Rahmen der ethischen Beurteilung einer Situation sowie in der weiteren Handlungsentscheidung sind das Wahrnehmen und das Verstehen der Situation aus den jeweiligen Perspektiven der beteiligten Personen von entscheidender Bedeutung. Empathische Wahrnehmung setzt die Bereitschaft voraus, sich auf das Erleben des anderen einzulassen. Sie ist die Grundvoraussetzung für eine ausgewogene Urteilsbildung.[342]

Letztlich ist der jeweilige ärztliche Gutachter für seine eigene ethische Entscheidung und deren Umsetzung verantwortlich. Dabei müssen grundsätzlich rationale und nicht rationale Ansätze der Entscheidungsfindung unterschieden werden. Beispiele für nicht rationale Ansätze sind das von Emotionen und Wünschen geprägte subjektive Herangehen an moralische Entscheidungen und Verhaltensweisen, oder das intuitive, weder systematisch noch reflektierende Vorgehen.[343] Im Rahmen der sogenannten Mitleidsmoral stellen die Gefühle die hauptsächliche Grundlage der Argumentationen dar, welche unabhängig von ihrer Evidenz und Plausibilität kaum rational begründet werden können.[344] Insbesondere für die objektive gutachterliche Tätigkeit ist die Vermeidung von Mitleidsmoral eine unabdingbare Grundvoraussetzung. Die rationale Argumentation ist eine der zentralen Anforderungen an den Verfasser von medizinischen Gutachten.

Um Gefühle und Emotionen sinnvoll in Entscheidungen einzubeziehen ist es zunächst notwendig, die eigenen Empfindungen und Gefühle mit Hilfe der Selbstreflexion wahrzunehmen. Erst das Erkennen und die Reflexion der eigenen Emotionen und Gefühlswelt eröffnet die Empathie und das Verständnis für die Perspektive der anderen Person.[345] Die ärztliche Empathie besteht aus der Trias, sich in den Patienten hineinzufühlen, hineinzudenken und insbesondere auch dessen nonverbalen Ausdruck wahrzunehmen.[346]

---

[341] *Schweickhardt/Fritzsche*, Kursbuch ärztliche Kommunikation – Grundlagen und Fallbeispiele aus Klinik und Praxis² (2009) 14.

[342] *Agbih*, „Fühlen heißt involviert sein" – Zur Bedeutung von Emotionen und Erzählung für die Klinische Ethik, in *Frewer/Bruns/Rascher* (Hrsg.), Medizin, Moral und Gefühl – Emotionen im ethischen Diskurs (2012) 91 (103).

[343] *Weltärztebund*, Handbuch der ärztlichen Ethik (2005) 25 f.

[344] *Peintinger*, Ethische Grundfragen in der Medizin (2008) 68.

[345] *Agbih*, „Fühlen heißt involviert sein" – Zur Bedeutung von Emotionen und Erzählung für die Klinische Ethik, in *Frewer/Bruns/Rascher* (Hrsg.), Medizin, Moral und Gefühl – Emotionen im ethischen Diskurs (2012) 91 (108 f).

[346] *Bergner*, Burnout bei Ärzten – Arztsein zwischen Lebensaufgabe und Lebens-Aufgabe² (2010) 112.

Ein qualitativ gutes medizinisches Gutachten zeichnet sich durch knappen, übersichtlichen Text, zwingend logischem Aufbau, zielgerichteten Quellenangaben der Literatur und insbesondere Fehlen jeglicher Emotionalität aus.[347] Der medizinische SV ist demnach verpflichtet die Objektivität durch Selbstreflexion zu bewahren. Dabei müssen seine Wahrnehmungen und Einschätzungen kritisch hinterfragt werden, z.B. warum man eine zu begutachtende Person sympathisch oder unsympathisch findet.[348] Abfällige Urteile über Patienten und deren Lebensverhältnisse müssen gänzlich vermieden werden.

2.4.9 Ethische Aspekte der Gutachter-Patient-Beziehung

Im Rahmen der Gutachtenserstellung in verschiedenen medizinischen Fachdisziplinen steht die Arzt-Patient-Beziehung im Mittelpunkt der Befunderhebung. Insbesondere die Erhebung psychopathologischer Befunde erfordert vom Untersucher ein hohes Kompetenzmaß ärztlicher Ethik. Daher wird im folgenden Abschnitt das Rollenverhältnis zwischen Untersucher und Probanden anhand der Befunderhebung im Rahmen psychiatrischer Gutachten beispielhaft erörtert.

Im Arzt-Patienten-Verhältnis stehen Arzt und Patient einander als Mitmenschen gegenüber. Dem Patienten wird unabhängig von Lebensalter, augenblicklich verfügbaren Fähigkeiten oder faktischem Zustand, die Anerkenntnis als Mitmensch geschuldet.[349]

Gegenüber psychisch kranken Menschen besteht ein ethisch verantwortbares Verhalten darin, dass man diese Menschen nicht auf ihre Krankheit mit deren einschränkenden Merkmalen reduziert, sondern ihnen gleichzeitig persönliche Wertschätzung zukommen lässt und sie in ihren sozialen Bezügen zu verstehen versucht.[350] Die bedingungslose Wertschätzung beruht nicht darauf, die Meinungen eines Patienten zu teilen, sondern andere Menschen und die Gründe für deren Meinung oder Verhalten zu respektieren.[351] Die Beziehung zwischen Arzt und Patient ist ein Eckstein der ärztlichen Ethik. Die Pflicht des Arztes besteht insbesondere in der Achtung und Gleichbehandlung aller Patienten.[352]

---

[347] *Hansis*, Begutachtung vorgeworfener ärztlicher Behandlungsfehler – „das gute Gutachten", MED SACH 2006, 10 (15).

[348] *Marx*, Objektivität des Gutachters – Eine notwendige Illusion?, MED SACH 2012, 218 (222).

[349] *Pöltner*, Grundkurs Medizin-Ethik[2] (2006) 90 f.

[350] *Maio*, Mittelpunkt Mensch: Ethik in der Medizin (2012) 191.

[351] *Schweickhardt/Fritzsche*, Kursbuch ärztliche Kommunikation – Grundlagen und Fallbeispiele aus Klinik und Praxis[2] (2009) 18.

[352] *Weltärztebund*, Handbuch der ärztlichen Ethik (2005) 32.

Im Rahmen der psychiatrischen Untersuchung und Befunderhebung soll die Beobachtung des krankhaften Seelenlebens theoriefrei sein, um diagnostische Vorurteile zu vermeiden. Im sogenannten phänomenologischen Vorgehen wird versucht, den seelischen Zustand des Kranken so zu vergegenwärtigen, wie er ihn selbst erlebt. Es soll die Erlebnisweise des anderen Menschen verstanden werden.[353] Dabei dient die Empathie als diagnostisches Gefühlsinstrumentarium, um sich hinreichende Informationen über den Patienten einzuholen und Verständnis für sein Innenleben und seine Kranken- und Lebensgeschichte zu bekommen.[354] Empathie und Sympathie dürfen nicht verwechselt werden. Mit jemanden gefühlsmäßig in Verbindung zu treten bedeutet noch nicht, dass man sich auf ihn einlässt.[355] Gefühle der Sympathie oder Antipathie des medizinischen SV gegenüber den zu untersuchenden Probanden spielen in manchen Fällen eine nicht zu unterschätzende Rolle. Das Gutachten darf dadurch nicht beeinflusst werden.[356] Auch zunächst unsympathischen Patienten kann Wertschätzung entgegengebracht werden, indem der Arzt zu verstehen versucht, dass sich gerade auch hinter böswilligem, bequemlichem oder distanzlosem Verhalten eine Geschichte verbirgt, welche eben ein derartiges Verhalten auslöst.[357]

Ein Grundaspekt der Arztrolle im Rahmen der Arzt-Patient-Beziehung besteht darin, dass das ärztliche Handeln affektiv neutral, das heißt ohne persönliche Vorlieben oder Gefühlsregungen sein soll. Dieser Umstand schließt jedoch die notwendige Empathie und Anteilnahme nicht aus.[358] Der kanadische Internist William Osler (1849 – 1919) prägte im Umgang mit seinen Patienten das sogenannte Aequanimitas-Modell (lateinisch: aequanimitas = Gleichmut). Dabei favorisierte er den bei der diagnostischen Beurteilung einer Krankengeschichte präzisen, von jeglicher Emotion freien, ärztlichen Blick. Dieses Konzept hat auch Eingang in die medizinische Ausbildung gefunden.[359]

---

[353] *Haller*, Das psychiatrische Gutachten[2] (2008) 7 f.

[354] *Michl*, Wieviel Gefühl braucht die Medizin? – Ein Blick zurück ins 20. Jahrhundert, in *Frewer/Bruns/Rascher* (Hrsg.), Medizin, Moral und Gefühl – Emotionen im ethischen Diskurs (2012) 43 (49 ff).

[355] *Schweickhardt/Fritzsche*, Kursbuch ärztliche Kommunikation – Grundlagen und Fallbeispiele aus Klinik und Praxis[2] (2009) 22.

[356] *Haller*, Das psychiatrische Gutachten[2] (2008) 82 f.

[357] *Schweickhardt/Fritzsche*, Kursbuch ärztliche Kommunikation – Grundlagen und Fallbeispiele aus Klinik und Praxis[2] (2009) 18 f.

[358] *Peintinger*, Ethische Grundfragen in der Medizin (2008) 101.

[359] *Michl*, Wieviel Gefühl braucht die Medizin? – Ein Blick zurück ins 20. Jahrhundert, in *Frewer/Bruns/Rascher* (Hrsg.), Medizin, Moral und Gefühl – Emotionen im ethischen Diskurs (2012) 43 (46 f).

Der Arzt muss vor allem die Kunst des Zuhörens besitzen und sich einer dem Patienten verständlichen Sprache bedienen. Dazu sind der dementsprechende zeitliche Rahmen und das passende örtliche Umfeld notwendig.[360] Welcher zeitliche Umfang für eine persönliche Untersuchung notwendig ist, muss vom SV beurteilt werden.[361]

Das Untersuchungsgespräch erfordert trotz notwendiger Objektivität eine Vertrauensbeziehung zwischen Gutachter und Exploranden. Dabei sollten ängstigende und für den Probanden peinliche Fragestellungen nicht an den Beginn gestellt werden.[362] Nonverbale Signale des Untersuchers können, wenn sie ehrlich erscheinen und mit den verbalen Äußerungen übereinstimmen, zu einem schnellen und guten Beziehungsaufbau gegenüber dem Patienten beitragen. Dazu gehören insbesondere der direkte Blickkontakt, ein freundlicher Gesichtsausdruck, eine angemessene Gestik, eine angemessene Gesprächsdistanz, sowie eine offene Körperhaltung.[363] Die Anwesenheit von weiteren Personen bei psychiatrischen Explorationen ist in Hinblick auf den notwendigen Aufbau einer vertrauensvollen Beziehung zum Probanden kontraproduktiv. In Gegenwart von Familienangehörigen oder Freunden kann nicht erwartet werden, dass sexueller Missbrauch, frühkindliche Konflikte oder sonstige psychische Traumata ausgesprochen werden.[364]

Im Arzt-Patienten-Gespräch gibt es das Prinzip der Übertragung und Gegenübertragung. Dabei überträgt der Patient Erfahrungen oder konflikthafte Beziehungen ins Hier und Jetzt und projiziert sie auf den Arzt. Dieser reagiert im Rahmen der Gegenübertragung mit bewussten als auch unbewussten Reaktionen, Verhaltensweisen und Haltungen gegenüber dem Patienten.[365] Diese sogenannten Übertragungen müssen vom medizinischen SV besonders beachtet werden. Wenn z.B. ein zu begutachtender Jugendlicher dem Gutachter wie seinem Vater begegnet, so besteht die Gefahr, dass dieser mit väterlichen Gefühlen reagiert und dadurch voreingenommen ist. In dieser Situation besteht die Aufgabe des medizinischen SV darin, seine eigenen Emotionen gegenüber dem Probanden zu erkennen und zu reflektieren.[366]

---

[360] *Pöltner*, Grundkurs Medizin-Ethik² (2006) 105 f.

[361] *Feddern/Widder*, Die Pflicht des gerichtlichen Gutachters zur persönlichen Untersuchung, MED SACH 2009, 93 (95).

[362] *Haller*, Das psychiatrische Gutachten² (2008) 8.

[363] *Schweickhardt/Fritzsche*, Kursbuch ärztliche Kommunikation – Grundlagen und Fallbeispiele aus Klinik und Praxis² (2009) 35.

[364] *Hausotter*, „Beistände" bei Begutachtungen – aus Sicht des medizinischen Sachverständigen, MED SACH 2007, 27 (27).

[365] *Schweickhardt/Fritzsche*, Kursbuch ärztliche Kommunikation – Grundlagen und Fallbeispiele aus Klinik und Praxis² (2009) 19.

[366] *Haller*, Das psychiatrische Gutachten² (2008) 83.

Der psychiatrische Gutachter soll anhand der Aktenlage des Probanden eine Chronologie des Beschwerdebildes und der Befundentwicklung erstellen.[367] Wesentliche Bestandteile der gutachterlichen Tätigkeit sind die Exploration, die Anamneseerhebung sowie die Verhaltensbeobachtung während der Untersuchung psychischer Störungen.[368] Die Beziehung zwischen Arzt und Patient wird durch die jeweiligen Persönlichkeiten, die Erkrankung selbst, den vorgegebenen Rahmenbedingungen sowie der Professionalität und Erfahrung des jeweiligen Arztes beeinflusst.[369] Dementsprechend muss der medizinische SV ausreichende Erfahrung in der Gesprächsführung und den begleitenden Umständen der Untersuchung des jeweiligen Patienten mitbringen.

2.4.10 Objektivität und Präzision in der psychopathologischen Befunderhebung

In den letzten Jahren haben sich die Anforderungen an ein psychiatrisches Gutachten deutlich gewandelt. Einerseits ist auf allen Gebieten der Begutachtung eine Zunahme psychischer Gesundheitsstörungen zu verzeichnen, andererseits werden bei der Erstellung psychiatrischer Gutachtung mehr Objektivität und Präzision gefordert.[370]

Der behandelnde Arzt ist nicht eo ipso von der psychiatrischen Begutachtung seiner Patienten ausgeschlossen. Er muss sich jedoch vor allem bei noch laufender Behandlung einer psychischen Erkrankung selbst die Frage stellen, ob er für den jeweiligen Fall die notwendige distanziert-neutrale und objektiv-versachlichte Position gegenüber dem zu begutachtenden Patienten einnehmen kann.[371]

Die Untersuchung im Rahmen psychiatrischer Gutachten beinhaltet unter anderem auch den Einsatz von Beschwerden- und Persönlichkeitsfragebögen sowie psychologischen Leistungstests.[372] Die psychopathologische Befunderhebung erfolgt auf verschiedenen Ebenen. Die Ebene der Symptomenbeschreibung krankhafter psychischer Phänomene ist der Ebene der Syndrome (= Symptomenkomplexe) untergeordnet. Die psychiatrische Diagnose stellt die höchste

---

[367] *Stevens/Fabra/Merten*, Anleitung für die Erstellung psychiatrischer Gutachten, MED SACH 2009, 100 (101).

[368] *Hausotter*, „Beistände" bei Begutachtungen – aus Sicht des medizinischen Sachverständigen, MED SACH 2007, 27 (27).

[369] *Schweickhardt/Fritzsche*, Kursbuch ärztliche Kommunikation – Grundlagen und Fallbeispiele aus Klinik und Praxis[2] (2009) 26.

[370] *Stevens/Fabra/Merten*, Anleitung für die Erstellung psychiatrischer Gutachten, MED SACH 2009, 100 (100).

[371] *Kaiser*, Formal-methodische Kriterien der Begutachtung psychischer Störungen, MED SACH 2006, 200 (201).

[372] *Stevens/Fabra/Merten*, Anleitung für die Erstellung psychiatrischer Gutachten, MED SACH 2009, 100 (103 f).

Ebene dar. Auf ihr erfolgt die Identifikation der Krankheit durch die Integration von Syndromen, anamnestischen Daten und Zusatzbefunden.[373]

In der Diagnostik von psychischen klinischen Merkmalen sind Verfahren erforderlich, welche methodisch zuverlässig bzw. reliabel sind und Aussagegültigkeit bzw. Validität besitzen.[374] Psychiatrische Gutachten haben Reliabilitäts- und daher auch Validitätsprobleme. Die beobachtungsbasierte Erhebung von psychopathologischen Befunden ist anfällig für einen Urteils-Bias und verschärft diese Problematik.[375] Auch bei sorgfältiger und kunstgerechter Durchführung der Begutachtung durch den medizinischen SV können Unterschiede in der Beurteilung auftreten. Dies beruht nicht nur auf Mängel in der psychiatrischen Diagnostik, sondern auch in der methodologischen Fassbarkeit psychischer Tatbestände.[376]

Psychiatrische Gutachten sollten einer Konsistenz- und Plausibilitätsprüfung unterzogen werden, indem die Informationen aus den unterschiedlichen Informationsquellen abgeglichen werden. Dazu gehören unter anderem Informationen aus der Aktenlage, die vom Probanden selbst vorgebrachten Beschwerden und Funktionseinschränkungen, Informationen über Alltagshandlungen, die Verhaltensbeobachtung, der erhobene psychische Querschnittsbefund und die Auswertungsergebnisse standardisierter Fragebogen-, Test- und Funktionsdiagnostik.[377]

Die Beurteilung psychischer Krankheitsbilder nimmt in der ärztlichen Begutachtung einen besonderen Stellenwert ein. Jeder Fall ist individuell und einzigartig und benötigt daher auch dementsprechende zeitliche und örtliche Rahmenbedingungen, einschließlich der dazu gehörigen Ausstattung und Infrastruktur. Fragwürdige und nicht standardisierte Untersuchungsmethoden hat der medizinische SV zu unterlassen, um die Vertrauenswürdigkeit der Gutachtensurteile und ein faires und unabhängiges Verfahren zu gewährleisten.

Dabei müssen gutachterliche Fließbandarbeit, mangelhafte Anamnese und Gesprächsführung sowie die Erstellung vorgefertigter deckungsgleicher Befunde vermieden werden. Die Ausstellung von sogenannten Fließbandgutachten ist berufsethisch nicht vertretbar.

---

[373] *Haller*, Das psychiatrische Gutachten[2] (2008) 12.

[374] *Frank/Harrer*, Neuropsychologische Untersuchungsmethoden in sozialgerichtlichen Verfahren, in *Diemath/Grabner/Kopetzki/Zahrl* (Hrsg.), Das ärztliche Gutachten[5] (2008) 469 (474).

[375] *Meins*, Grenzen und Irrwege psychiatrischer Begutachtung, MED SACH 2010, 153 (153 ff).

[376] *Haller*, Das psychiatrische Gutachten[2], RdM (2008) 82.

[377] *Stevens/Fabra/Merten*, Anleitung für die Erstellung psychiatrischer Gutachten, MED SACH 2009, 100 (104).

Der ethische Rahmen der psychiatrischen gutachterlichen Tätigkeit muss stets bedacht und eingehalten werden. Er wurde auf Vorschlag der American Academy of Psychiatry and the Law in fünf Punkten zusammengefasst:

1. Der psychiatrische SV muss persönliche und fachliche Qualifikation aufweisen.

2. Er muss Vertrauenswürdigkeit haben und die Grenzen seiner Möglichkeiten abschätzen.

3. Der Proband muss vom psychiatrischen Gutachter über seine eigenen Rechte (z.B. das Recht auf Verweigerung) aufgeklärt und informiert werden.

4. Mit Ausnahme von Gutachten über verstorbene Patienten ist die Untersuchung stets persönlich durchzuführen.

5. Die Vertraulichkeit muss innerhalb des vorgegebenen rechtlichen Rahmens gewahrt bleiben. Für Informationen aus der Privat- und Intimsphäre besteht keine grundsätzliche Offenbarungspflicht.[378]

2.4.11 Sprachvermögen und Kommunikation

Neben Primärtugenden wie Sachverstand, Neutralität und Objektivität sind ebenso Sekundärtugenden wie Gespür für ärztliche Verhaltensweisen, Liebe zum Detail, Lust zur Ausarbeitung und Sprachvermögen von entscheidender Bedeutung für die Tätigkeit als ärztlicher Gutachter.[379]

Die Kommunikation zwischen Medizinern, Juristen und Klägern ist häufig sehr schwierig. Kläger sind in der Regel juristische und medizinische Laien und nicht selten entstehen Missverständnisse.[380] Juristen und Mediziner unterscheiden sich in ihren Denk- und Sprachstrukturen.[381] Medizinische Gutachten sollen daher in klarer und verständlicher Sprache abgefasst werden.[382] Verständlichkeit und Präzision der gutachterlichen Feststellungen stellen für den Juristen eine Arbeitserleichterung dar.[383] Nachvollziehbar und schlüssig ist ein Gutach-

---

[378] *Haller*, Das psychiatrische Gutachten[2] (2008) 3 f.

[379] *Kienzle*, Das ärztliche Gutachten im Arzthaftungsverfahren – Objektivität und Subjektivität: Vermeidbare Schwächen, MED SACH 2008, 182 (185 f).

[380] *Bultmann*, Ladung des medizinischen Sachverständigen zur Erläuterung eines Gutachtens – aus juristischer Sicht, MED SACH 2011, 84 (84).

[381] *Meyer-Clement*, Ladung des medizinischen Sachverständigen zur Erläuterung eines Gutachtens – aus medizinischer Sicht, MED SACH 2011, 88 (88).

[382] *Kröll*, Rechtsfragen bei der Erstellung medizinischer Gutachten, in *Resch/Wallner* (Hrsg.), Handbuch Medizinrecht (2011) 1007 (1021).

[383] *König-Ouvrier*, Divergenzen zwischen juristischer Zielvorstellung und sachverständiger Begutachtung – ein unüberwindbarer Zwiespalt?, MED SACH 2004, 137 (138).

ten dann, wenn ein Laie die Gedankengänge des medizinischen SV im Gutachten versteht und zuordnen kann.[384]

Der medizinische SV wird vom Gericht beauftragt ein Gutachten zu erstatten.[385] Unabdingbare Voraussetzung zur klaren und eindeutigen Beantwortung des Sachverhaltes ist die präzise Fragestellung des Beweisthemas von Seiten des Richters. Juristische Termini technici sollten im jeweiligen Auftrag definiert werden.[386] Für Fragen an den Gutachter lassen sich keine einzelfallunabhängigen Grenzen festlegen. Nur Rechtsfragen dürfen einem SV nicht gestellt werden.[387] Bei Unklarheiten besteht die Pflicht des medizinischen SV darin, vor Annahme des Auftrages für ein Gutachten beim jeweiligen Richter entsprechend nachzufragen.

Die Sprache des medizinischen SV muss frei von emotionalen Regungen sein. Sie darf keine Untergriffigkeiten gegenüber der zu begutachtenden Person, gegenüber einer anderen Partei oder einem anderen Gutachter beinhalten. Medizinische Termini technici müssen ausreichend erklärt und verständlich dargelegt werden. Unzulässige Verallgemeinerungen müssen vermieden werden.

Die sprachliche Fähigkeit eines qualifizierten Gutachters ist daher eine unabdingbare Voraussetzung, um Sachverhalte, deren Zusammenhänge und Beurteilung medizinischen Laien verständlich zu machen, und mit dem Gutachten zur Streitschlichtung beizutragen.[388] Im Falle eines unschlüssigen oder unvollständigen Gutachtens kann das Gericht von Amts wegen oder auf Antrag ein Zweitgutachten durch denselben oder einen anderen Sachverständigen anordnen.[389] Dieses Recht auf eine neuerliche Begutachtung beruht auf dem Grundsatz, dass das medizinische Gutachten ausreichend und widerspruchsfrei begründet werden muss, um dem jeweiligen Gericht eine zuverlässige Beweiswürdigung zu gewähren.[390]

---

[384] *Tanczos*, Richter und ihre Sachverständigen, in *Krammer/Schiller/Schmidt/Tanczos* (Hrsg.), Sachverständige und ihre Gutachten – Handbuch für die Praxis (2012) 53 (72).

[385] *Schuhmertl*, Die Erwartungen des Sozialrichters an das medizinische Gutachten, in *Staudinger/Thöni* (Hrsg.), Das Medizinische Gutachten im Verfahren (2010) 111 (120).

[386] *König-Ouvrier*, Divergenzen zwischen juristischer Zielvorstellung und sachverständiger Begutachtung – ein unüberwindbarer Zwiespalt?, MED SACH 2004, 137 (137).

[387] *Schütz*, Grenzen zulässiger Fragen an den Gutachter – juristische Lösungsvorschläge, MED SACH 2012, 144 (147).

[388] *Kienzle*, Das ärztliche Gutachten im Arzthaftungsverfahren – Objektivität und Subjektivität: Vermeidbare Schwächen, MED SACH 2008, 182 (182).

[389] § 362 Abs. 2 ZPO.

[390] *Hellbert*, Verfahrensrechtliche Garantien im Zusammenhang mit medizinischen Gutachten im Zivilprozess, in *Staudinger/Thöni* (Hrsg.), Das Medizinische Gutachten im Verfahren (2010) 45 (64).

Fachübergreifende Fortbildungen für Juristen und Mediziner können die Kommunikation zwischen den beiden Berufsgruppen verbessern und zum besseren Verständnis des Sprachgebrauchs der jeweils anderen Berufsgruppe beitragen.

2.4.12 Ärztliche Verhaltensweisen und Öffentlichkeit

Bei seiner Arbeit hat der medizinische SV stets Höflichkeit und Geduld zu bewahren.[391]

Wenn der medizinische SV vom Gericht mit der Erstellung eines Gutachtens beauftragt wird, so hat der zuständige Richter für die Abgabe eine Frist zu bestimmen.[392] Der SV hat die ihm für seinen Auftrag erteilten Fristen einzuhalten. Insbesondere hat er unverzüglich zu prüfen, ob er die festgesetzten Fristen auch tatsächlich verlässlich zu erfüllen vermag.[393] Wiederholte Säumigkeit in der Befundaufnahme und Erstattung des Gutachtens führt zu einer Entziehung der Eigenschaft als allgemein beeideter und gerichtlich zertifizierter SV.[394]

Im Rahmen von Wartezeiten vor dem Gerichtssaal vor mündlichen Verhandlungen sollte der medizinische SV eine gewisse Distanz zu den Parteien und Anwälten einnehmen. Unterhaltungen mit dem beklagten Arzt oder abfällige Bemerkungen vor dem Verhandlungssaal sind zu unterlassen.[395] Im Rahmen der Gutachtenserläuterung wird der medizinische SV nicht selten mit gegensätzlichen gutachterlichen Aussagen konfrontiert. Hiermit muss er sich mit Sorgfalt und Respekt gegenüber den anderen Kollegen sachlich auseinandersetzen.[396] In der Diskussion und im Umgang mit den Prozessbeteiligten ergibt sich oftmals die Gelegenheit, Bedenken, Missverständnisse und Unklarheiten zu beseitigen. Dabei ist eine ruhige und sachliche Erwiderung immer noch am wirksamsten.[397] In der mündlichen Verhandlung sind ein überzeugendes Auftreten, Eloquenz und eine sympathische Ausstrahlung des medizinischen SV wünschenswert.[398]

---

[391] *Hauptverband der allgemein beeideten und gerichtlich zertifizierten Sachverständigen Österreichs*, Standesregeln (2009) 11.

[392] § 360 Abs. 1 ZPO.

[393] *Hauptverband der allgemein beeideten und gerichtlich zertifizierten Sachverständigen Österreichs*, Standesregeln (2009) 9.

[394] § 10 Abs. 1 Z 3 SDG.

[395] *Pelz*, Der medizinische Sachverständige in mündlicher Verhandlung vor Gericht, MED SACH 2006, 4 (6).

[396] *Meyer-Clement*, Ladung des medizinischen Sachverständigen zur Erläuterung eines Gutachtens – aus medizinischer Sicht, MED SACH 2011, 88 (90).

[397] *Pelz*, Der medizinische Sachverständige in mündlicher Verhandlung vor Gericht, MED SACH 2006, 4 (7).

[398] *Bultmann*, Ladung des medizinischen Sachverständigen zur Erläuterung eines Gutachtens – aus juristischer Sicht, MED SACH 2011, 84 (86).

Der Arzt ist im Rahmen seiner Berufsausübung dazu verpflichtet, sich jeder unsachlichen, unwahren oder das Standesansehen beeinträchtigenden Information zu enthalten.[399] Diese im § 53 Abs. 1 ÄrzteG normierten Werbebeschränkungen gelten auch uneingeschränkt für sämtliche sachverständige ärztliche Tätigkeiten.[400] Die Bezeichnung als allgemein beeideter und gerichtlich zertifizierter SV für Werbezwecke und als Wettbewerbsmittel ist untersagt. Bei konkreter Tätigkeit darf diese Bezeichnung auf Visitenkarten, Briefköpfen, im Lebenslauf, auf einer Homepage oder auf dem Wohnungsschild verwendet werden. Auf der Homepage muss auch der Zertifizierungsumfang angeführt werden.[401] Die Präsentation als Gerichtssachverständiger auf einer unternehmerisch geführten Homepage ist nicht gestattet.[402]

Die Österreichische Ärztekammer kann über die Art und Form der Werbebeschränkungen nähere Vorschriften erlassen.[403] Nach Art. 3 der Werberichtlinie[404] sind das Ansehen der Ärzteschaft beeinträchtigende Informationen wie herabwürdigende Äußerungen über Kollegen, Darstellung einer wahrheitswidrigen medizinischen Exklusivität, aufdringliche und marktschreierische Elemente, sowie Selbstanpreisung der eigenen Person oder Leistungen verboten.

Beispiele für marktschreierische Reklame sind die Verwendung von übertriebenen Formulierungen, die Verwendung von reklamehaften Kommunikationsmitteln oder die Werbung mit Patienten.[405] Die Konkurrenzsituation unter medizinischen SV darf nicht dazu führen, dass Kollegen oder Mitbewerber mit sogenannten unlauteren Wettbewerbsmethoden vom Markt verdrängt werden.

Im Zusammenhang mit der Werbebeschränkung muss auch auf die gesetzlich erlaubten Berufsbezeichnungen und die sogenannte Schilderordnung hingewiesen werden. § 43 ÄrzteG regelt die Führung von Berufsbezeichnungen und Titel. Die Bezeichnung „allgemein beeideter und gerichtlich zertifizierter SV" darf bei erfüllten Voraussetzungen des SDG geführt werden. Die Bezeichnung

---

[399] § 53 Abs. 1 ÄrzteG.

[400] *Kopetzki*, Die Stellung des Sachverständigen nach dem Ärztegesetz, in *Diemath/Grabner/Kopetzki/Zahrl* (Hrsg.), Das ärztliche Gutachten⁵ (2008) 33 (37).

[401] *Hauptverband der allgemein beeideten und gerichtlich zertifizierten Sachverständigen Österreichs*, Standesregeln (2009) 6 f.

[402] *Schiller*, Standesrecht, in *Krammer/Schiller/Schmidt/Tanczos* (Hrsg.), Sachverständige und ihre Gutachten – Handbuch für die Praxis (2012) 45 (48).

[403] § 53 Abs. 4 ÄrzteG.

[404] Richtlinie „Arzt und Öffentlichkeit", beschlossen von der Vollversammlung der Österreichischen Ärztekammer am 12.12.2003 im Rahmen des 108. Österreichischen Ärztekammertages.

[405] *Wallner*, Handbuch Ärztliches Berufsrecht (2011) 143 ff.

„SV" als solche ist jedoch nicht zulässig.[406] Die Art und Form der Bezeichnung von Ordinationsstätten darf insbesondere zu keiner Beeinträchtigung des Ansehens der Ärzteschaft führen. Die Österreichische Ärztekammer hat darüber nähere Vorschriften und Einzelheiten im Rahmen der sogenannten Schilderordnung zu erlassen.[407] Gemäß § 3 Abs. 2 Z 9 der Schilderordnung[408] ist die fakultative Angabe „Allgemein beeideter und gerichtlich zertifizierter SV für…" am Ordinationsschild zulässig.

Das Ordinationsschild darf eine Größe von 1 m^2 nicht übersteigen. Eine Beleuchtung darf angebracht werden.[409]

Ein wichtiger Punkt im Zusammenhang mit Auftritten in der Öffentlichkeit im Rahmen der SV-Tätigkeit ist der Umgang mit den Medien. Immer wieder kann beobachtet werden, dass sich einzelne Gutachter im Rahmen von Schauprozessen mit großem öffentlichen Interesse und Publikumswirkung voreilig zu Stellungnahmen und Zeitungsinterviews hinreißen lassen, um dadurch vielleicht auch selbst an Bekanntheitsgrad zu gewinnen. Art. 5 der Werberichtlinie[410] besagt, dass der Arzt dafür zu sorgen hat, dass standeswidrige Informationen insbesondere durch Medien unterbleiben. Ferner sind sogenannte Fernbehandlungen mit auf Anfrage in Medien abgegebenen individuellen Diagnosestellungen und Therapieanweisungen verboten.

Diese geforderte Zurückhaltung im Umgang mit den Medien verpflichtet den Arzt, sich vor der Veröffentlichung eines Artikels über dessen Unbedenklichkeit zu vergewissern. Für die inhaltliche Beurteilung eines Interviews ist immer der Eindruck der unvoreingenommenen Hörer, Seher oder Leser von entscheidender Bedeutung.[411]

2.4.13 Umgang mit Kollegen

Grundsätzlich hat sich der medizinische SV gegenüber den anderen SV kollegial zu verhalten. Unsachliche oder herabwürdigende Kritik an der jeweils an-

---

[406] *Kopetzki*, Die Stellung des Sachverständigen nach dem Ärztegesetz, in *Diemath/Grabner/Kopetzki/Zahrl* (Hrsg.), Das ärztliche Gutachten[5] (2008) 33 (37).

[407] § 56 Abs. 4 ÄrzteG.

[408] Verordnung der Österreichischen Ärztekammer über die Art und Form der Bezeichnung der Ordinationsstätte (Schilderordnung) Nr. 03/2012, veröffentlicht am 01.07.2012.

[409] *Wallner*, Handbuch Ärztliches Berufsrecht (2011) 43.

[410] Richtlinie „Arzt und Öffentlichkeit", beschlossen von der Vollversammlung der Österreichischen Ärztekammer am 12.12.2003 im Rahmen des 108. Österreichischen Ärztekammertages.

[411] *Leitner* in *Emberger/Wallner* (Hrsg.), Ärztegesetz mit Kommentar[2] (2008) § 53 Anm. 4.

deren Person oder deren Leistungen sind nicht zulässig.[412] Sachlich gerechtfertigte Kritik im Rahmen einer Begutachtung ist zulässig und kann das Standesansehen fördern.[413]

Neben der Forderung nach respektvoller Behandlung von Kollegen enthält der Internationale Kodex für ärztliche Ethik des Weltärztebundes bezüglich der kollegialen Zusammenarbeit zwei Einschränkungen:

1. Für die Überweisung eines Patienten dürfen keine Honorarzahlungen oder Honorarannahmen versprochen werden.

2. Patienten dürfen Kollegen nicht „ausgespannt" werden.[414]

Diese internationale ethische Forderung überschneidet sich mit dem im österreichischen ÄrzteG rechtlich verankerten Provisionsverbot. Demnach darf der Arzt sich oder einem anderen keinerlei Vergütungen für Krankenzuweisungen an ihn oder durch ihn versprechen, geben, nehmen oder zusichern lassen. Gegen dieses Verbot verstoßende Rechtsgeschäfte sind nichtig und Leistungen daraus können zurückgefordert werden.[415] Diesem Provisionsverbot unterliegen auch Gruppenpraxen und sonstige physische oder juristische Personen.[416]

In den medizinischen Ethikkodizes wird die berufliche Verpflichtung des Arztes festgehalten, mangelnde Sachkenntnis, Beeinträchtigungen oder Fehlverhalten von Kollegen aufzuzeigen und zu melden. Demnach soll der Arzt charakterliche und berufliche Mängel sowie Irreführungen und Betrug aufdecken.[417] Die Ausführung dieser berufsethischen Forderung wird sich m.E. in der Praxis als äußerst schwierig herausstellen und muss in jedem Einzelfall sorgfältig abgewogen werden. Einerseits sollten Kollegen bei grobem Fehlverhalten oder betrügerischen Absichten nicht geschont werden, andererseits wird sich der Meldende in seiner eigenen Kollegenschaft keine zusätzlichen Freunde schaffen.

Eine Möglichkeit besteht darin, den jeweiligen Kollegen direkt und in schonender Weise auf seine Unzulänglichkeiten oder sein Fehlverhalten hinzuweisen. Berufsethisch nicht vertretbar ist m.E. das absichtliche Nichtbeachten und Übergehen von permanentem grobem Fehlverhalten eines Kollegen.

---

[412] *Hauptverband der allgemein beeideten und gerichtlich zertifizierten Sachverständigen Österreichs*, Standesregeln (2009) 12.

[413] *Schiller*, Standesrecht, in *Krammer/Schiller/Schmidt/Tanczos* (Hrsg.), Sachverständige und ihre Gutachten – Handbuch für die Praxis (2012) 45 (51).

[414] *Weltärztebund*, Handbuch der ärztlichen Ethik (2005) 66 f.

[415] § 53 Abs. 2 ÄrzteG.

[416] *Wallner*, Handbuch Ärztliches Berufsrecht (2011) 151.

[417] *Weltärztebund*, Handbuch der ärztlichen Ethik (2005) 68 f.

Bei persönlichen Auseinandersetzungen unter Mitgliedern eines Landesverbandes des Hauptverbandes allgemein beeideter und gerichtlich zertifizierter SV soll, soweit dies möglich ist und auch gesetzlich keine Verpflichtung für ein bestimmtes Vorgehen besteht, vor Einleitung gerichtlicher oder behördlicher Schritte gegen den Kollegen der Schlichtungsausschuss des jeweiligen Landesverbandes damit befasst werden.[418] Kammerangehörige der österreichischen Ärztekammer sind demnach bei Streitigkeiten, die sich in Zusammenhang mit der ärztlichen Berufsausübung oder ihrer Tätigkeit in der Standesvertretung ergeben verpflichtet, diese einem Schlichtungsausschuss der Ärztekammer vorzulegen, bevor eine zivilrechtliche Klage oder eine Privatklage erhoben wird.[419] Die Absolvierung des in § 94 Abs. 1 ÄrzteG normierten Schlichtungsverfahrens ist obligatorisch. Im Falle eines Privatanklagedelikts bedeutet die Verletzung dieser obligatorischen Verpflichtung ein strafrechtlich relevantes Verfolgungshindernis.[420] Der Schlichtungsausschuss ist kein Schiedsgericht sondern stellt eine friedensrichterliche Tätigkeit dar. Es geht dabei nicht um eine endgültige Abklärung der Rechtslage, sondern vielmehr um eine Beilegung der Streitigkeiten durch Hinwirkung auf einen Interessensausgleich. Damit soll eine Minimierung von für Medien oftmals interessante, aber dem Ansehen der Ärzteschaft häufig nicht dienlichen Gerichtsverfahren zwischen Ärzten erzielt werden.[421]

2.5 Die Pflicht zur Verschwiegenheit aus ethischer und rechtlicher Sicht

2.5.1 Die ethische Pflicht zur Verschwiegenheit

Die Hippokratische Eidesformel lautet folgendermaßen:

„Was ich bei der Behandlung oder auch außerhalb meiner Praxis im Umgang mit Menschen sehe und höre, dass man nicht weiterreden darf, werde ich verschweigen und als Geheimnis bewahren.“[422]

Die Pflicht zur Verschwiegenheit gehört zu den ältesten Berufspflichten eines Arztes. Bereits im Hippokratischen Eid stellt sie ein zentrales ethisches Element der Arzt-Patient-Beziehung dar und wird auch im Genfer Ärztegelöbnis von

---

[418] *Hauptverband der allgemein beeideten und gerichtlich zertifizierten Sachverständigen Österreichs*, Standesregeln (2009) 12.

[419] § 94 Abs. 1 ÄrzteG.

[420] *Wallner*, Handbuch Ärztliches Berufsrecht (2011) 225.

[421] *Herdega* in *Emberger/Wallner* (Hrsg.), Ärztegesetz mit Kommentar[2] (2008) § 94 Anm. 1.

[422] *Wiesing*, Der Hippokratische Eid, in *Wiesing/Ach/Bormuth/Marckmann* (Hrsg.), Ethik in der Medizin (2000) 21 (27).

1948 angeführt.[423] Sie leitet sich aus dem Respekt vor dem Vertrauen und der Personalität des Patienten ab. Durch die Zusicherung der Verschwiegenheit von Seiten des Arztes wird dem Patienten die Angst vor einem Stigma, welches sich aus dem Bekanntwerden seiner Eröffnungen entwickeln könnte, genommen.[424]

Die Schweigepflicht ist eine elementare Grundbedingung einer vertrauensvollen Beziehung zwischen Arzt und Patient und dient dem Schutz der Privatsphäre.[425] Wird die Pflicht zur Verschwiegenheit zu einer ethischen Norm erhoben, so ist der moralische Grund für die Schweigepflicht die Autonomie des Patienten. Er allein darf darüber entscheiden, wie viel Information er über seine Person wem preisgeben möchte.[426]

2.5.2 Ethische Aspekte der Durchbrechung des Berufsgeheimnisses

Neben der gesetzlichen Verankerung von Ausnahmen für das ärztliche Berufsgeheimnis, kann sich für einen Arzt eine ethische Verpflichtung zur Durchbrechung der Schweigepflicht ergeben.[427] Im Wesentlichen kommt eine Ausnahme der ärztlichen Schweigepflicht unter folgenden Überlegungen in Betracht:

1. Abwendung einer Selbstschädigung des Patienten,

2. Verhinderung einer Verletzung oder Gefährdung von Drittpersonen und

3. Schutz der Gesellschaft.[428]

Dabei muss gründlich abgewogen werden, welcher Schaden durch den Bruch des Berufsgeheimnisses für den Patienten entsteht und welcher Schaden durch die Weitergabe vertraulicher Patientendaten verhindert werden kann.[429] Für die Durchbrechung der Schweigepflicht in nicht gesetzlich verankerten Bereichen müssen gewisse Voraussetzungen gegeben sein:

1. Der zu erwartende Schaden muss unmittelbar bevorstehen.

2. Der Schaden muss schwerwiegend und irreversibel sein.

---

[423] *Marckmann/Bormuth*, Arzt-Patient-Verhältnis und Informiertes Einverständnis, in *Wiesing/Ach/Bormuth/Marckmann* (Hrsg.), Ethik in der Medizin (2000) 76 (82).

[424] *Wolff*, Arzt und Patient, in *Sass* (Hrsg.), Medizin und Ethik (1999) 184 (193).

[425] *Noack*, Die Beziehung zwischen Patient und Arzt, in *Noack/Fangerau/Vögele* (Hrsg.), Geschichte, Theorie und Ethik der Medizin (2007) 27 (32).

[426] *Maio*, Mittelpunkt Mensch: Ethik in der Medizin (2012) 179.

[427] *Weltärztebund*, Handbuch der ärztlichen Ethik (2005) 44.

[428] *Pöltner*, Grundkurs Medizin-Ethik² (2006) 106.

[429] *Marckmann/Bormuth*, Arzt-Patient-Verhältnis und Informiertes Einverständnis, in *Wiesing/Ach/Bormuth/Marckmann* (Hrsg.), Ethik in der Medizin (2000) 76 (83).

3. Der zu erwartende Schaden ist außer durch die Offenlegung der vertraulichen Informationen nicht vermeidbar und größer als der Schaden, der
   sich bei einer Offenlegung ergibt.[430]

Ethisch relevant ist das Erkennen der Grenze zwischen Schutz der Privatheit
und einer Gefährdung Dritter. Das Höchstausmaß eines zu erwartenden Schadens ist erreicht, wenn das Leben einer Drittperson betroffen ist. Neben der
Höhe des bevorstehenden Schadens müssen auch die Wahrscheinlichkeit des
Eintritts und der Grad der Verhinderbarkeit durch den Bruch der Schweigepflicht hinterfragt werden.[431]

2.5.3 Die rechtliche Pflicht zur Verschwiegenheit

Sowohl der Arzt als auch seine Hilfspersonen sind dazu verpflichtet, über alle
ihnen im Rahmen ihrer Berufsausübung bekannt gewordenen und anvertrauten
Geheimnisse zu schweigen.[432] Unter dem Begriff des Geheimnisses sind alle
Umstände zu verstehen, die nur einem eingeschränkten Personenkreis bekannt
sind und nach dem Willen der betroffenen Person, anderen Personen nicht bekannt werden sollen.[433] Die ärztliche Schweigepflicht hat gegenüber jedermann
Gültigkeit, auch gegenüber Mitgliedern anderer Gesundheitsberufe oder gegenüber Angehörigen des vom Geheimnis Betroffenen.[434]

In Österreich ist die gesetzliche Verpflichtung zur Geheimhaltung von Gesundheitsdaten auch strafrechtlich verankert. Wer über den Gesundheitszustand einer Person ein Geheimnis offenbart oder verwertet, ist mit einer Freiheitsstrafe
bis zu sechs Monaten oder mit einer Geldstrafe bis zu 360 Tagessätzen zu bestrafen.[435] Davon betroffen sind in Gesundheitsberufen tätige Personen (z.B.
Ärzte), Verwaltungsmitarbeiter in Krankenanstalten, Beschäftigte der gesetzlichen oder privaten Kranken-, Unfall-, Lebens- oder Sozialversicherung und gerichtlich oder von einer anderen Behörde bestellte SV.[436]

Die Geheimhaltungspflicht besteht auch nach dem Tod des vom Geheimnis Betroffenen weiter.[437]

---

[430] *Weltärztebund*, Handbuch der ärztlichen Ethik (2005) 44.

[431] *Maio*, Mittelpunkt Mensch: Ethik in der Medizin (2012) 183.

[432] § 54 Abs. 1 ÄrzteG.

[433] *Leitner* in *Emberger/Wallner* (Hrsg.), Ärztegesetz mit Kommentar² (2008) § 54 Anm.
5.

[434] *Kopetzki*, Die Stellung des Sachverständigen nach dem Ärztegesetz, in *Diemath/Grab-
ner/Kopetzki/Zahrl* (Hrsg.), Das ärztliche Gutachten⁵ (2008) 33 (40).

[435] § 121 Abs. 1 StGB.

[436] *Wallner*, Handbuch Ärztliches Berufsrecht (2011) 168.

[437] *Leitner* in *Emberger/Wallner* (Hrsg.), Ärztegesetz mit Kommentar² (2008) § 54 Anm.
7.

2.5.4 Rechtliche Gründe für Durchbrechungen des Berufsgeheimnisses

Rechtliche Ausnahmen vom Berufsgeheimnis ergeben sich bei gesetzlicher Meldepflicht über den Gesundheitszustand bestimmter Personen, im Rahmen von Mitteilungen an die Krankenfürsorgeanstalten, Sozialversicherungsträger oder sonstige Kostenträger, durch die Entbindung von der Schweigepflicht durch den Patienten und zum Schutz höherwertiger Interessen der öffentlichen Gesundheits- und Rechtspflege.[438] Gemäß § 54 Abs. 3 ÄrzteG besteht auch hinsichtlich Honorar- und Medikamentenabrechnung gegenüber Krankenversicherungsträgern, Krankenanstalten und sonstigen Kostenträgern keine Verschwiegenheitspflicht.

Ein in Ausübung seines Berufes stehender Arzt hat an die Sicherheitsbehörde unverzüglich Anzeige zu erstatten, wenn sich für ihn der Verdacht ergibt, dass der Tod oder eine schwere Körperverletzung durch eine gerichtlich strafbare Handlung herbeigeführt wurden. Gleiches gilt bei Verdacht auf Misshandlung, Quälen, Vernachlässigung oder sexuellem Missbrauch von volljährigen Personen, welche ihre Interessen nicht selbst wahrnehmen können.[439] § 54 Abs. 5 ÄrzteG besagt, dass bei Verdacht gegen nahe Angehörige, eine minderjährige Person misshandelt, gequält, vernachlässigt oder sexuell missbraucht zu haben, die Anzeige so lange unterbleiben kann, als dies im Wohl des Minderjährigen liegt und gleichzeitig eine Zusammenarbeit mit dem Jugendwohlfahrtsträger unter fakultativer Einbeziehung einer Kinderschutzeinrichtung an einer Krankenanstalt erfolgt.

Die Entbindung vom Berufsgeheimnis durch die betroffene Person ist eine der wichtigsten Gründe für die Durchbrechung der Schweigepflicht. Dabei ist kein Formerfordernis notwendig. Die Entbindung kann auch mündlich oder schlüssig erfolgen. Die Einsichts- und Urteilsfähigkeit der betroffenen Person sind Voraussetzungen für die Gültigkeit.[440]

Die ärztliche Schweigepflicht ist über die rein rechtliche Verpflichtung hinaus eine genuin ethische Pflicht. Nur bei Einhaltung des Berufsgeheimnisses kann eine kommunikationsermöglichende Vertrauensbasis geschaffen werden.[441] Das ärztliche Berufsgeheimnis schützt sowohl die Privatsphäre des Patienten als auch seine Gesundheit, weil es als Voraussetzung für das rückhaltlose Anvertrauen des Patienten an den Arzt dient.[442] Der medizinische SV hat über

---

[438] § 54 Abs. 2 ÄrzteG.

[439] § 54 Abs. 4 ÄrzteG.

[440] *Leitner* in *Emberger/Wallner* (Hrsg.), Ärztegesetz mit Kommentar² (2008) § 54 Anm. 12.

[441] *Maio*, Mittelpunkt Mensch: Ethik in der Medizin (2012) 184.

[442] *Wallner*, Handbuch Ärztliches Berufsrecht (2011) 170.

Informationen, die er im Rahmen der Begutachtung des Patienten bekommt und die zur Gutachtenserstellung nicht erforderlich sind, selbstverständlich zu schweigen.[443]

2.6 Die Pflicht zur Dokumentation

Der Arzt hat bei Übernahme einer Person zur Beratung oder Behandlung die Pflicht, Aufzeichnungen insbesondere über den gegenwärtigen Zustand dieser Person, die Vorgeschichte einer Krankheit, die Diagnose, über den Verlauf der Erkrankung, sowie über die Art und den Umfang der Beratung, Diagnose und Therapie zu führen.[444]

Diese gesetzliche Verpflichtung gilt uneingeschränkt auch für medizinische SV und dient sowohl der Beweissicherung für den Arzt als auch der Nachvollziehbarkeit für Dritte.[445] Die lückenhafte Dokumentation soll dabei vermieden werden. Im Streitfall wird nur das Dokumentierte akzeptiert. Ein nicht dokumentierter Sachverhalt wird vom Richter in der Regel als nicht erhobener Befund interpretiert.[446]

Die Aufbewahrungspflicht der Aufzeichnungen beträgt mindestens zehn Jahre.[447] Der Arzt ist auch verpflichtet, dem Patienten Einsichtnahme in seine Krankengschichte zu gewähren und gegen Kostenersatz die Herstellung einer Abschrift davon zu ermöglichen.[448] Persönliche Notizen des Arztes zählen nicht zur ärztlichen Dokumentation. Demnach hat der Patient auch kein Recht auf die Einsichtnahme bzw. die Ausfolgung derartiger Unterlagen.[449]

Die ärztliche Dokumentation muss nicht in einer für den Patienten verständlichen Form erstellt werden, sondern so, dass andere Berufskollegen den Inhalt erschließen können.[450] Nachträgliche Korrekturen in den Aufzeichnungen sind möglich. Derartige Änderungen müssen aber für Dritte nachvollziehbar sein.[451]

---

[443] *Kienzle*, Das ärztliche Gutachten im Arzthaftungsverfahren – Objektivität und Subjektivität: Vermeidbare Schwächen, MED SACH 2008, 182 (184).

[444] § 51 Abs. 1 ÄrzteG.

[445] *Kopetzki*, Die Stellung des Sachverständigen nach dem Ärztegesetz, in *Diemath/Grabner/Kopetzki/Zahrl* (Hrsg.), Das ärztliche Gutachten[5] (2008) 33 (40).

[446] *Kienzle*, Das ärztliche Gutachten im Arzthaftungsverfahren – Objektivität und Subjektivität: Vermeidbare Schwächen, MED SACH 2008, 182 (183 f).

[447] § 51 Abs. 3 ÄrzteG.

[448] § 51 Abs. 1 ÄrzteG.

[449] *Kotschy* in *Emberger/Wallner* (Hrsg.), Ärztegesetz mit Kommentar[2] (2008) § 51 Anm. 2.

[450] *Wallner*, Berufsrecht der Ärzte, in *Resch/Wallner* (Hrsg.), Handbuch Medizinrecht (2011) 507 (577).

[451] *Wallner*, Handbuch Ärztliches Berufsrecht (2011) 158.

3 Schlussfolgerungen

Die Medizinethik versucht Klarheit darüber zu schaffen, unter welchen Voraussetzungen und Umständen von einer guten Haltung oder einer guten Handlung in der Medizin ausgegangen werden kann.[452] Das Maß an Vertrauen, welches die Gesellschaft oder der Patient dem Arzt entgegenbringen, wird vom ethischen Profil der Medizin bestimmt. Sachliche Kompetenz und ethische Reflexion im Hinblick auf ärztliche Entscheidungen und Handlungen sind Grundvoraussetzungen zur Wahrung dieses Vertrauens.[453]

Im Zusammenhang mit der Tätigkeit des Arztes als Gutachter sind ethische Überlegungen neben rechtlichen Pflichten unverzichtbarer Bestandteil in der täglichen Praxis. Die in dieser Arbeit dargestellten medizinethischen Grundwerte stellen m.E. ein vom ärztlichen Gutachter erwartetes Mindestmaß berufsethischer Kompetenz dar. Das notwendige Vertrauen in die Person des medizinischen SV kann von Patienten, Juristen und Behörden nur dann entgegengebracht werden, wenn das Verhalten und die Entscheidungen des Gutachters auf diesem Regelwerk beruhen. Gleichzeitig dient ein medizinethischer Verhaltenskodex auch als prophylaktisches Hilfsmittel zur Vermeidung von unvollständigen oder falschen Gutachten.

---

452 *Maio*, Mittelpunkt Mensch: Ethik in der Medizin (2012) 3.
453 *Wolff*, Arzt und Patient, in *Sass* (Hrsg.), Medizin und Ethik (1999) 184 (210).

4 Abkürzungsverzeichnis

ABGB	Allgemeines bürgerliches Gesetzbuch
Abs.	Absatz
Anm.	Anmerkung
Art.	Artikel
ÄrzteG	Ärztegesetz
AVG	Allgemeines Verwaltungsverfahrensgesetz
bzw.	beziehungsweise
ca.	circa
EMRK	Europäische Menschenrechtskonvention
etc.	et cetera
EU	Europäische Union
EWR	Europäischer Wirtschaftsraum
f	und der, die folgende
ff	und der, die folgenden
GebAG	Gebührenanspruchsgesetz
Hrsg.	Herausgeber
lit	litera (Buchstabe)
m.E.	meines Erachtens
MED SACH	Der medizinische Sachverständige
Nr.	Nummer
SDG	Sachverständigen- und Dolmetschergesetz
StGB	Strafgesetzbuch
StPO	Strafprozessordnung
SV	Sachverständiger
Z	Zahl
z.B.	zum Beispiel
ZPO	Zivilprozessordnung
z.T.	zum Teil

Literaturverzeichnis

Baumann, Recht, Ethik, Medizin (2005)

Becker, Das professionelle Gutachten – Anforderungen aus rechtlicher Sicht, MED SACH 2008, 85

Bergner, Burnout bei Ärzten – Arztsein zwischen Lebensaufgabe und Lebens-Aufgabe[2] (2010)

Bruchhausen/Schott, Geschichte, Theorie und Ethik der Medizin (2008)

Bultmann, Ladung des medizinischen Sachverständigen zur Erläuterung eines Gutachtens – aus juristischer Sicht, MED SACH 2011, 84

Diemath/Grabner/Kopetzki/Zahrl, Das ärztliche Gutachten[5] (2008)

Emberger/Wallner, Ärztegesetz mit Kommentar[2] (2008)

Feddern/Widder, Die Pflicht des gerichtlichen Gutachters zur persönlichen Untersuchung, MED SACH 2009, 93

Foerster, Zur Verantwortung des medizinischen Sachverständigen, MED SACH 2004, 181

Frewer/Bruns/Rascher, Medizin, Moral und Gefühl – Emotionen im ethischen Diskurs (2012)

Fritze/Viefhues, Das ärztliche Gutachten (1984)

Haller, Das psychiatrische Gutachten[2] (2008)

Hansis, Begutachtung vorgeworfener ärztlicher Behandlungsfehler – „das gute Gutachten", MED SACH 2006, 10

Hauptverband der allgemein beeideten und gerichtlich zertifizierten Sachverständigen Österreichs, Standesregeln (2009)

Hausotter, „Beistände" bei Begutachtungen – aus Sicht des medizinischen Sachverständigen, MED SACH 2007, 27

Janauer/Kerschner/Oberleitner, Der Sachverständige in Umweltverfahren (1999)

Kaiser, Formal-methodische Kriterien der Begutachtung psychischer Störungen, MED SACH 2006, 200

Kater, Das ärztliche Gutachten im sozialgerichtlichen Verfahren – Die schwierige Kommunikation zwischen Juristen und Medizinern[2] (2011)

Kienzle, Das ärztliche Gutachten im Arzthaftungsverfahren – Objektivität und Subjektivität: Vermeidbare Schwächen, MED SACH 2008, 182

König-Ouvrier, Divergenzen zwischen juristischer Zielvorstellung und sachlicher Begutachtung – ein unüberwindbarer Zwiespalt? MED SACH 2004, 137

Krammer, Die „Allmacht" des Sachverständigen – Überlegungen zur Unabhängigkeit und Kontrolle der Sachverständigentätigkeit, in Schriftenreihe Niederösterreichische Juristische Gesellschaft Heft 54 (1990)

Krammer/Schiller/Schmidt/Tanczos, Sachverständige und ihre Gutachten – Handbuch für die Praxis (2012)

Kröll/Schaupp, System – Verantwortung – Gewissen in der Medizin (2012)

Maio, Mittelpunkt Mensch: Ethik in der Medizin (2012)

Marx, Objektivität des Gutachters – Eine notwendige Illusion? MED SACH 2012, 218

Meins, Grenzen und Irrwege psychiatrischer Begutachtung, MED SACH 2010, 153

Meyer-Clement, Ladung des medizinischen Sachverständigen zur Erläuterung eines Gutachtens – aus medizinischer Sicht, MED SACH 2011, 88

Noack/Fangerau/Vögele, Geschichte, Theorie und Ethik der Medizin (2007)

Peintinger, Ethische Grundfragen in der Medizin (2008)

Pelz, Der medizinische Sachverständige in mündlicher Verhandlung vor Gericht, MED SACH 2006, 4

Pöltner, Grundkurs Medizin-Ethik[2] (2006)

Resch/Wallner, Handbuch Medizinrecht (2011)

Richtlinie „Arzt und Öffentlichkeit", beschlossen von der Vollversammlung der Österreichischen Ärztekammer am 12.12.2003 im Rahmen des 108. Österreichischen Ärztekammertages

Rompe, Die (Un)Sicherheit der Prognose in der ärztlichen Begutachtung – aus Sicht des medizinischen Sachverständigen, MED SACH 2005, 65

Sass, Medizin und Ethik (1999)

Schweickhardt/Fritzsche, Kursbuch ärztliche Kommunikation – Grundlagen und Fallbeispiele aus Klinik und Praxis[2] (2009)

Schütz, Grenzen zulässiger Fragen an den Gutachter – juristische Lösungsvorschläge, MED SACH 2012, 144

Staudinger/Thöni, Das Medizinische Gutachten im Verfahren (2010)

Steiner, Schnittstellenprobleme bei der Einholung und Verwertung von medizinischen Sachverständigengutachten, MED SACH 2010, 245

Stevens/Fabra/Merten, Anleitung für die Erstellung psychiatrischer Gutachten, MED SACH 2009, 100

Toparkus, Typische Fehler in der Begutachtung – aus sozialrechtlicher Sicht, MED SACH 2012, 230

Verordnung der Österreichischen Ärztekammer über die Art und Form der Bezeichnung der Ordinationsstätte (Schilderordnung) Nr. 03/2012, veröffentlicht am 01.07.2012

Wallner, Handbuch Ärztliches Berufsrecht (2011)

Weltärztebund, Handbuch der ärztlichen Ethik (2005)

Wiesing, Verantwortung und Ethik in der Begutachtung, MED SACH 2008, 125

Wiesing/Ach/Bormuth/Marckmann, Ethik in der Medizin (2000)